驚くほど臨床が変わる！

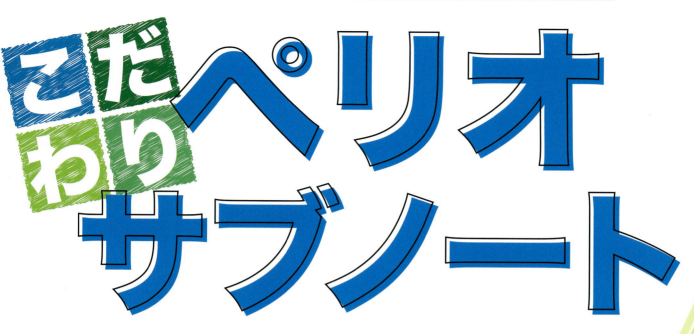

こだわりペリオサブノート

監著：瀧野裕行　著者：岩田光弘、小野晴彦、大川敏生、金子潤平、平山富興

クインテッセンス出版株式会社　2018

QUINTESSENCE PUBLISHING

Berlin, Barcelona, Chicago, Istanbul, London, Milan, Moscow, New Delhi, Paris, Prague, São Paulo, Seoul, Singapore, Tokyo, Warsaw

序文

　「ペリオは難しい！」「ましてや歯周外科なんて」そんな声をよく耳にするが、われわれのセミナーを受講した経験のある先生方からさえも聞こえてくることがある。「なんとかせな、あかんやろ！」と関西方面の講師から声があがった。普段の講義で伝えていることを、もっと気軽で読みやすい一冊の本にしてはどうだろう、そんな思いからこの本は生まれた。ここに立ち上がってくれた歯周治療に"こだわり"を持った勇者たちは、岩田光弘先生、小野晴彦先生、大川敏生先生、平山富興先生、金子潤平先生の5人である。彼らは、それぞれ得意分野に秀でており、幼い頃見た戦隊ゴレンジャーのようにいつも私を助けてくれる頼もしい臨床家であり大切な素晴らしい仲間である。尊敬と感謝の念をこめて、ここに"こだわりペリオ5（ファイブ）"と名付けた。

　私とこだわりペリオ5の先生方が所属するスタディグループのJIADS（The Japan Institute for Advanced Dental Studies）は、Dr. Kramer と Dr. Nevins に師事した小野善弘先生と中村公雄先生が1987年に設立された研修施設である。その後、理事長になられた宮本泰和先生に、われわれは特に多大な影響を受けた世代であり、さながら"宮本チルドレン"と言っても過言ではない。このようにわれわれを支えて下さった師匠や多くの先輩方によってさまざまな成書が上梓され、歯周治療の極意を伝えてこられた。なかでも「予知性の高い歯周外科処置」は改訂を重ね、多くの臨床医の支持を得ている。本書は、このような成書を読み解く際、その中のキーワードや勘所を著者それぞれが噛み砕き説明している。つまり、成書の「サブノート」である。普段あまり歯周治療に携わっていない先生や歯科衛生士にも解りやすく解説し、他のスタディグループや多くの一般開業医の先生方に気軽に手にとっていただけることをめざした。

　本書は6章からなり、医院マネジメントから歯周外科、硬・軟組織のマネジメント、インプラントから審美形成外科まで幅広く網羅し、それぞれの項目では"臨床が変わるポイント！""こだわりペリオテクニック"というわれわれの考えるキモとなるポイントやテクニックをピックアップしている。歯周治療に関して多くの若手臨床医が疑問とする点や忘れがちな点を診療室サイドで手軽に確認できるよう内容を吟味し構成した。すなわち、チェアサイドの「サブノート」でもある。この本はその名前のごとく、本棚にしまうのではなく診療室内の机上に置いて末永く可愛がっていただきたい。

　本書発刊にあたり多大なるご尽力を賜りました"こだわりペリオ5"の先生方に心から御礼を申し上げます。また日頃からご指導を仰いでおります小野善弘先生、中村公雄先生、ジアズスタディクラブの諸先生方に心から感謝するとともに、当院のスタッフと愛する家族への謝恩の気持ちでいっぱいです。最後に、われわれを信じて最後まで諦めずに多大なるご尽力を賜ったクインテッセンス出版株式会社　山形篤史取締役編集長、そしていつも温かく見守って下さる同社佐々木一高会長、北峯康充代表取締役に心から深謝致します。

2018年9月吉日
ロサンゼルスより
瀧野裕行

Preface

1 Dr Kaneko
2 Dr Ono
3 Dr Ohkawa
4 Dr Hirayama

5 Dr Takino
6 Dr Iwata

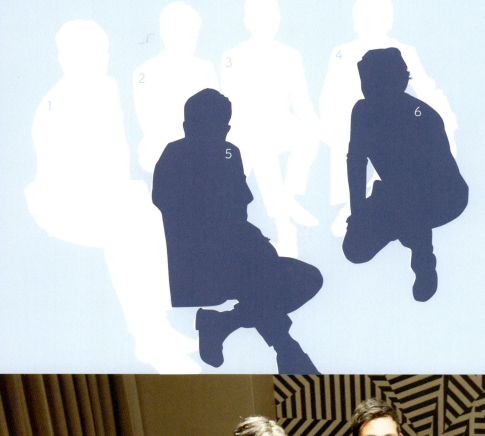

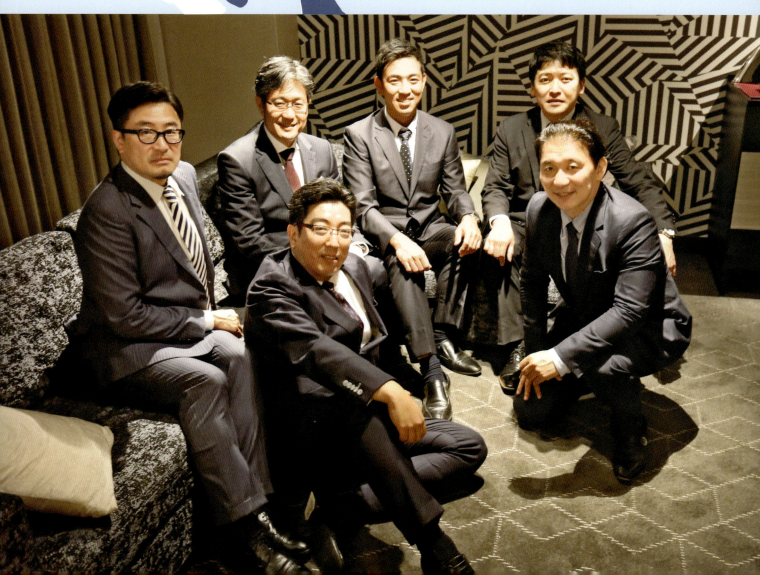

目 次

第1部　こだわりペリオを成功に導くための医院マネジメント ……………… 9

1-1 こだわりペリオのための資料採取 ……………………………………… 10
1．なぜ資料採取が必要なのか？ ………………………………………………… 10
2．規格性にこだわった資料とは？ ……………………………………………… 10

1-2 注目！ こだわりペリオはココを診る ………………………………… 14
1．注目しよう、プロービング値よりも BOP（Bleeding on Probing） ……… 14
2．角化歯肉と付着歯肉の区別できていますか？ ……………………………… 14
3．歯槽骨はなぜ連続性が必要なの？ …………………………………………… 15

1-3 本当に怖い！ ペリオのさまざまなリスクファクター ……………… 16
1．歯周病は多因子性疾患 ………………………………………………………… 16
2．それぞれのリスクファクターを見逃すな！ ………………………………… 17
3．リスクファクターをスタッフ・患者と共有しよう！ ……………………… 19

1-4 見逃していませんか？ 咬合と歯周病の関係 ………………………… 20
1．歯周炎と不正咬合の関係は？ ………………………………………………… 20
2．咬合性外傷とは？ ……………………………………………………………… 20
3．口腔内所見をよく観察しよう！ ……………………………………………… 21
4．咬合性外傷に対する対応は？ ………………………………………………… 22

1-5 こだわりペリオは、歯科衛生士と二人三脚 …………………………… 24
1．歯周治療での二人三脚 ………………………………………………………… 24
2．非外科的治療か外科的治療か。しっかり見極めよう！ …………………… 24
3．メスを持つ前に、手術を始める準備はできていますか？ ………………… 25
4．動的治療は一瞬！ SPT は一生！ …………………………………………… 25

1-6 こだわりペリオに欠かせない医院力 …………………………………… 26
1．医院力とは？ …………………………………………………………………… 26
2．医院力は育てる力 ……………………………………………………………… 27

第2部　明日から好きになる歯周外科 ………………………………………… 29

2-1「歯周外科処置なんて怖くてできない」という人のために ………… 30
1．歯周外科処置の習得は避けては通れない！ ………………………………… 30
2．PDCA サイクルが自分を変える最強の武器である ………………………… 30
3．「科学性」と PDCA サイクル ………………………………………………… 31

2-2 何のために歯周外科を行うの？ 非外科の限界を知ろう！ ………… 32
1．歯周基本治療の意義 …………………………………………………………… 32
2．非外科的歯周治療の限界 ……………………………………………………… 33
3．歯周外科処置の目的 …………………………………………………………… 34

2-3 本当は簡単！ 部分層弁、意外に難しい！ 全層弁 ………………… 36
1．いつ使う？ 全層弁・部分層弁の使い分け ………………………………… 36
2．そのメスの傾き、あっていますか？ ………………………………………… 36
3．歯肉弁の穿孔を起こさないコツとは？ ……………………………………… 37
4．意外に簡単！ 部分層弁形成の実際 ………………………………………… 38

Contents

2-4 骨外科処置は、支台歯形成と思え！ ⋯⋯⋯⋯⋯⋯⋯⋯⋯⋯⋯⋯⋯⋯⋯⋯⋯ 40
1．骨外科処置と支台歯形成の共通点とは？ ⋯⋯⋯⋯⋯⋯⋯⋯⋯⋯⋯ 40
2．骨外科処置のゴールをイメージする ⋯⋯⋯⋯⋯⋯⋯⋯⋯⋯⋯⋯ 40
3．骨外科処置の実際 ⋯⋯⋯⋯⋯⋯⋯⋯⋯⋯⋯⋯⋯⋯⋯⋯⋯⋯⋯ 41
4．骨外科処置前に確認すべきこと ⋯⋯⋯⋯⋯⋯⋯⋯⋯⋯⋯⋯⋯ 42

2-5 こだわりペリオの縫合法を身に付けよう！ ⋯⋯⋯⋯⋯⋯⋯⋯⋯⋯⋯⋯ 44
1．"縫合" とは、組織を安定させること ⋯⋯⋯⋯⋯⋯⋯⋯⋯⋯⋯ 44
2．使用する材料とインスツルメントがカギを握る！ ⋯⋯⋯⋯⋯⋯ 44
3．ここがポイント！ こだわり縫合テクニック ⋯⋯⋯⋯⋯⋯⋯⋯ 45
4．術式の違いで考える縫合方法 ⋯⋯⋯⋯⋯⋯⋯⋯⋯⋯⋯⋯⋯⋯ 46

2-6 ここで差がつく！ 安全確実な術後管理 ⋯⋯⋯⋯⋯⋯⋯⋯⋯⋯⋯⋯⋯ 48
1．歯周外科処置後の術後管理 ⋯⋯⋯⋯⋯⋯⋯⋯⋯⋯⋯⋯⋯⋯⋯ 48
2．閉鎖創および開放創の術式別術後管理 ⋯⋯⋯⋯⋯⋯⋯⋯⋯⋯ 48

第3部　こだわりペリオの軟組織アプローチ ⋯⋯⋯⋯⋯⋯⋯⋯⋯⋯⋯⋯⋯ 51

3-1 臨床が変わる！ FGG のテクニック ⋯⋯⋯⋯⋯⋯⋯⋯⋯⋯⋯⋯⋯⋯⋯ 52
1．遊離歯肉移植（Free Gingival Graft：FGG）の有効性 ⋯⋯⋯⋯ 52
2．受容床の形成 ⋯⋯⋯⋯⋯⋯⋯⋯⋯⋯⋯⋯⋯⋯⋯⋯⋯⋯⋯⋯ 52
3．移植片の採取 ⋯⋯⋯⋯⋯⋯⋯⋯⋯⋯⋯⋯⋯⋯⋯⋯⋯⋯⋯⋯ 53
4．移植片の固定 ⋯⋯⋯⋯⋯⋯⋯⋯⋯⋯⋯⋯⋯⋯⋯⋯⋯⋯⋯⋯ 54
5．供給側 ⋯⋯⋯⋯⋯⋯⋯⋯⋯⋯⋯⋯⋯⋯⋯⋯⋯⋯⋯⋯⋯⋯⋯ 55

3-2 こだわりペリオ　究極の上皮下結合組織採取法 ⋯⋯⋯⋯⋯⋯⋯⋯⋯⋯ 56
1．初心者からベテランまでの上皮下結合組織移植 ⋯⋯⋯⋯⋯⋯⋯ 56
2．SCTG はどんなケースに応用できるの？ ⋯⋯⋯⋯⋯⋯⋯⋯⋯⋯ 56
3．これだけは知っておきたい歯肉の解剖学 ⋯⋯⋯⋯⋯⋯⋯⋯⋯⋯ 56
4．採取すべき部位、切開、厚み、知ってる？ ⋯⋯⋯⋯⋯⋯⋯⋯⋯ 57
5．上皮下結合組織採取後の死腔をなくす縫合とは？ ⋯⋯⋯⋯⋯⋯ 59

3-3 CTG は難しい？ 根面被覆の難易度診断とフローチャート ⋯⋯⋯⋯⋯ 60
1．根面被覆術の有効性 ⋯⋯⋯⋯⋯⋯⋯⋯⋯⋯⋯⋯⋯⋯⋯⋯⋯⋯ 60
2．歯肉退縮の診断（難易度評価） ⋯⋯⋯⋯⋯⋯⋯⋯⋯⋯⋯⋯⋯ 60
3．歯肉退縮に対するフローチャート ⋯⋯⋯⋯⋯⋯⋯⋯⋯⋯⋯⋯ 62
4．歯肉退縮に対する処置法（術式の利点・欠点） ⋯⋯⋯⋯⋯⋯⋯ 63

3-4 根面被覆は矯正治療を助けるか？ ⋯⋯⋯⋯⋯⋯⋯⋯⋯⋯⋯⋯⋯⋯⋯ 64
1．矯正治療における歯肉退縮とは？ ⋯⋯⋯⋯⋯⋯⋯⋯⋯⋯⋯⋯ 64
2．根面被覆のタイミングは矯正前？ 矯正後？ ⋯⋯⋯⋯⋯⋯⋯⋯ 64
3．矯正の各ステージに適した術式とは？ ⋯⋯⋯⋯⋯⋯⋯⋯⋯⋯ 65
4．矯正治療と歯肉退縮の相関関係とは？ ⋯⋯⋯⋯⋯⋯⋯⋯⋯⋯ 65

3-5 失敗しないリッジオグメンテーション ⋯⋯⋯⋯⋯⋯⋯⋯⋯⋯⋯⋯⋯ 66
1．基本的なリッジオグメンテーションとは？ ⋯⋯⋯⋯⋯⋯⋯⋯⋯ 66
2．Seibert の分類からみた SCTG を用いたリッジオグメンテーション ⋯⋯ 67
3．SCTG を用いたリッジオグメンテーションの失敗を避けるためには？ ⋯ 70

第4部　絶対に裏切らない再生療法 71

4-1 再生療法を行う前に考えよう！ 適応症の正しい選択 72
1．深い垂直性骨欠損は改善が必要！ 72
2．再生療法の成功は適応症の選択がカギ！ 72
3．どうして骨欠損ができたか考えよう！ 73

4-2 切除療法と再生療法!? どちらもゴールは生理的骨形態 76
1．改善しよう！ 骨の形態異常 76
2．Positive Architecture をめざせ！ 76
3．切除療法でできることとは？ 76
4．再生療法でできることとは？ 78
5．切除療法？ or 再生療法？ 79

4-3 ここがポイント！ 切開と剥離のデザイン 82
1．切開線の種類 82
2．切開のポイント 83
3．剥離の範囲は？ 84

4-4 再生材料、何を、どう使う？ 86
1．主な再生材料とは？ 86
2．上手な再生材料の選択 88
3．再生材料使い方のポイント 89

4-5 再生療法が変わる！ "こだわりペリオ"の縫合テクニック 90
1．縫合は、再生療法の成功のカギを握る！ 90
2．初期閉鎖を獲得する "こだわりペリオ"の縫合テクニックとは？ 90
3．たかが縫合、されど縫合！ 93

4-6 再生療法と矯正治療、そのタイミングは？ 94
1．再生療法と矯正治療、どちらが先か？ 94
2．再生療法後、矯正治療を行うタイミングは？ 94

第5部　こだわりペリオから学ぶインプラント治療 97

5-1 やっぱり大事、インプラントポジション 98
1．インプラント治療とペリオのかかわり 98
2．こだわりペリオのトップダウントリートメント 99
3．こだわりペリオの予知性の高いインプラント治療 101

5-2 骨レベルに配慮したサイトディベロップメント 102
1．特に注意！ 歯周病患者へのインプラント治療 102
2．重度歯周病患者の欠損部顎堤の特徴は？ 102
3．サイトディベロップメントの手法とは？ 103

5-3 だからいるんですインプラント周囲の角化粘膜 106
1．天然歯とインプラントの共通点と相違点 106
2．インプラント周囲の角化粘膜の必要性 107
3．インプラント周囲への角化粘膜の獲得 108

5-4 抜歯窩をどう診る!? アプローチ法＆治療オプション 110
1．審美領域のインプラント治療 110
2．抜歯窩の分類 111
3．ソケットプリザベーションは必要か？ 111
4．抜歯窩におけるインプラントの治療オプション 114
5．抜歯窩分類によるインプラント治療の目標 114

5-5 フラップ or フラップレス？ 前歯部抜歯即時インプラント ·········· 116
1. 抜歯即時インプラントはあり？ ありならフラップレス？ ·········· 116
2. フラップレス抜歯即時埋入の適応症および前準備とは？ ·········· 116
3. 術中埋入前のキーポイント ·········· 117
4. 硬・軟組織へのアプローチ ·········· 118
5. 最終補綴印象までのキーポイント ·········· 119

5-6 インプラント治療の落とし穴、インプラント周囲炎とは？ ·········· 120
1. インプラント周囲炎とは？ ·········· 120
2. インプラント周囲炎の診断 ·········· 121
3. インプラント周囲炎への臨床的アプローチ ·········· 122

第6部　歯周形成外科アドバンステクニックへの挑戦 ·········· 123

6-1 どうする歯肉縁下カリエス？ 歯冠長延長術をマスターしよう ·········· 124
1. 歯冠長延長術の目的 ·········· 124
2. 歯冠長延長術を選択するうえでの診査項目 ·········· 124
3. 歯肉縁下カリエスに対する歯冠長延長術 ·········· 125

6-2 歯頚ラインを整えよう！ 審美的ストラテジー ·········· 128
1. 前歯部歯頚ラインの診査項目は？ ·········· 128
2. 審美的歯頚ラインを整えるための術式とは？ ·········· 129

6-3 どこまでできる？ 乳頭再建のためのアプローチ ·········· 132
1. 最終的な歯間乳頭の位置とは？ ·········· 132
2. 歯間乳頭の扱いは慎重に！ ·········· 132
3. 退縮した乳頭に対する対処法 ·········· 133
4. インプラント間の乳頭回復 ·········· 135

6-4 マイクロスコープを用いた歯周形成外科（MCAT） ·········· 136
1. 補綴前処置におけるマイクロスコープの応用 ·········· 136
2. MCAT術式の実際―症例を通じて ·········· 136

6-5 マイクロスコープを用いた再生療法（MIST、M-MIST） ·········· 138
1. MIな再生療法の応用とは？ ·········· 138
2. MISTとM-MISTの基礎知識の整理 ·········· 138
3. MISTとM-MISTの剥離手順とその勘所 ·········· 141

歯周疾患およびインプラント周囲疾患とその状態に関する分類2017 〜約20年ぶりに変わった！ 歯周病の新分類〜 ·········· 143

付録：歯周病に関する分類
分類1　Gingival Biotypeの分類 ·········· 146
分類2　Maynardの分類 ·········· 147
分類3　Millerの分類 ·········· 148
分類4　Cairoの分類 ·········· 149
分類5　Seibertの分類 ·········· 150
分類6　各種骨移植材料およびメンブレンの種類と特徴の分類 ·········· 151

著者一覧

瀧野 裕行
Hiroyuki Takino
JIADS 理事長
京都府開業：医療法人裕和会　タキノ歯科医院

岩田 光弘
Mitsuhiro Iwata
JIADS ペリオコース講師
岡山県開業：医療法人社団さくらデンタルクリニック

小野 晴彦
Haruhiko Ono
JIADS ペリオコース・インプラントコース講師
大分県開業：おの歯科医院

大川 敏生
Toshio Ohkawa
JIADS ペリオコース・インプラントアドバンスコース 講師
兵庫県開業：大川歯科医院

金子 潤平
Junpei Kaneko
JIADS ペリオコース講師
兵庫県開業：かねこ歯科診療所

平山 富興
Tomitaka Hirayama
JIADS ペリオコース講師
大阪府開業：医療法人優愛会　須沢歯科・矯正歯科

第1部

こだわりペリオを成功に導くための医院マネジメント

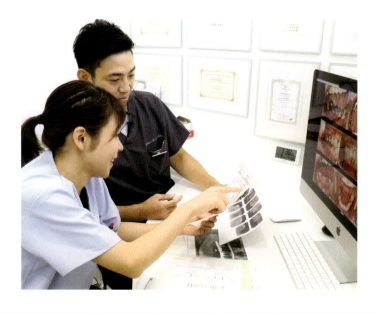

1-1 こだわりペリオのための資料採取 ／ 10

1-2 注目！こだわりペリオはココを診る ／ 14

1-3 本当に怖い！ペリオのさまざまなリスクファクター／ 16

1-4 見逃していませんか？咬合と歯周病の関係／ 20

1-5 こだわりペリオは、歯科衛生士と二人三脚／ 24

1-6 こだわりペリオに欠かせない医院力 ／ 26

Part 1 Chapter 1-1 こだわりペリオのための資料採取

1. なぜ資料採取が必要なのか？

　一般的な治療の流れとして、来院した患者の主訴を改善するために問診やX線診査などを行う。しかし、局所的な診査だけでは根本的な原因を改善することが難しい症例も多く、その場合、必要に応じたさまざまな資料を採取しなくてはならない。そしてその資料をもとに口腔内の全体像や患者の背景などを把握し、診査に活用することは、原因の考察を含めた診断や治療方針決定の重要な材料となる。

　また、資料の収集は初診時だけでなく、歯周基本治療終了時、補綴修復を含めた動的治療終了時、メインテナンス時などにも行う。その資料を比較することで、病態や治癒の経過を知り、さらに予後の予測にも役立てることができる。

> **臨床が変わる ココ がポイント！**
>
> 資料はいわば術者・患者双方にとっての羅針盤！資料採取することで、予知性の高い治療方針やメインテナンスプログラムを立案することが可能になる。

2. 規格性にこだわった資料とは？

　規格性のない資料を採取した場合、以下のような問題を生じることがある。例えばデンタルX線写真では、二等分法と平行法では歯の見え方が変わり、偏心投影の角度が一定でなければ根分岐部の状態も異なって見える。また、口腔内写真で撮影方向が変わると咬合接触状態もまるで違って見えてしまう。

　したがって、資料採取にあたっては、"規格性"に注意を払う必要がある。写真のサイズやカメラの設定、X線のフィルムポジションや照射角度、プロービング圧や挿入方向など、可能な限り同条件で資料採取することで、治療成果の比較評価がしやすくなる。

表1-1-1　規格性にこだわった資料一覧

1. 問診
2. パノラマX線写真
3. デンタルX線写真
4. プロービングチャート
5. 顔貌写真、口腔内写真
6. その他（研究用模型、CT画像、細菌検査）

①問診

　全身的既往歴と歯科的既往歴に加えて生活習慣、嗜好品、家族歴を得ることで、生活習慣病と言われる歯周病の進行に関与する口腔外の要素を知ることができる。中でも糖尿病や喫煙などは歯周病の進行に直接影響することが報告されているため、特に注意が必要である。歯科的既往からは過去の歯の喪失時期や治療経過から今後の予測を行う。しかし初診時にすべての情報を得ることは困難なため、歯周基本治療期間などを通じて歯科衛生士なども情報収集に参加してもらうことが重要である。

②パノラマX線写真

　断層撮影法では、全顎的に口腔内の画像を見ることができるため、スクリーニングに有効である。また、下顎管や上顎洞と歯の関係、顎関節の形態もおおよそを確認できる。詳細を確認するにはデンタルX線写真などを併用する（図1-1-1）。

③デンタルX線写真

　パノラマX線写真より鮮明な画像であり、歯槽骨頂や歯根膜腔、根分岐部、根尖病変など精密な情報を得ることができる。ただし、フィルムを口腔内に位置付けるため撮影範囲や照射方向を規定しにくい。明瞭な歯槽骨頂を観察するには近遠心的に照射方向がずれて歯が重なったり、歯冠あるいは根尖方向からの傾いた画像にならないようにインジケーターなどの固定器具を用いて平行法で撮影する必要がある。10枚法の場合、正中、左右犬歯、左右第一大臼歯を中心に位置付けて撮影すると全顎的にカバーできるが、必要に応じて枚数を増減する。

　また、再生療法後など厳密な骨頂レベルの測定が必要な場合にはシリコーンなどで作った患者ごと、部位ごとのバイトブロック（図1-1-2）を使用して撮影することで、X線照射の方向、角度、位置ともに同一な画像を得ることができ、術前後の正確な比較を行うことができる。

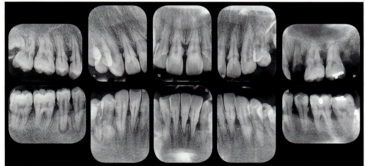

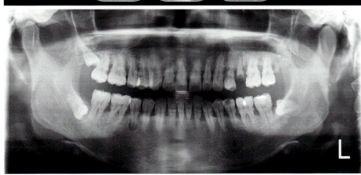

図1-1-1a、b　デンタル10枚法、パノラマX線写真。骨欠損や歯石の見え方が異なるため、双方からの情報を合わせて状態を判断する。

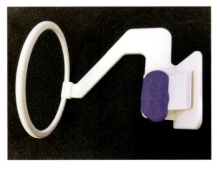

図1-1-2　デンタル撮影用インジケーターとカスタムバイトブロック。圧痕を付けたバイトブロックを保管しておけば、同条件での撮影が可能である。

④プロービングチャート

6点法を基本とし、必要に応じて測定点数を増減する。同じチャートにプロービング時の出血、動揺度、根分岐部病変の有無、歯肉退縮、クリニカルアタッチメントレベルなどを記載しておくと口腔内の状況を把握しやすい。プロービング値は術者間の誤差が大きいので挿入方向（特に隣接面直下）と挿入圧（上皮性付着を破壊しない約20g重が推奨される）に注意を払う必要がある。また、プラークコントロールレコード（PCR）などを用いて口腔内清掃状態を記録することは、患者のモチベーション向上だけでなく歯周外科処置に移行する際の選考条件としても重要である(図1-1-3)。

⑤顔貌写真、口腔内写真

歯肉の色や形態、顔貌と口腔環境の相関など、文章や数値で表すことの難しい状況を正確に記録できる。口腔内写真は正面観、左右側方面観、上下咬合面観の5枚を基本とし、必要に応じて撮影枚数を増減する（図1-1-4）。

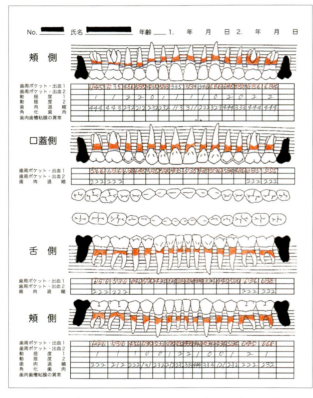

図1-1-3 プロービングチャート：プロービング値だけでなく出血、付着歯肉の状態、歯肉退縮などを記入することで、病状をイメージしやすくなる。

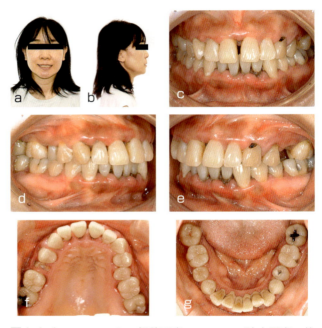

図1-1-4a〜g a、b：顔貌写真。c〜g：口腔内写真。軟組織や歯列の状況を知るために重要。歯肉は治療に対する反応が早いため、口腔内写真の術前後の撮影は、患者のモチベーション向上にも有効である。

⑥その他

CT画像：通常のX線写真では読み取れない歯周組織の三次元的構造を検査することができ、骨欠損の形態と再生療法の診断などに非常に有効である。

近年はCT撮影で得られるDICOMデータとスキャンデータの融合による活用など、デジタルデンティストリーの観点から、ますます応用範囲が広がってきている（図1-1-5）。

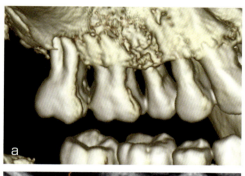
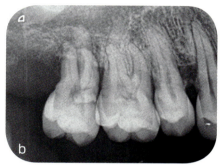
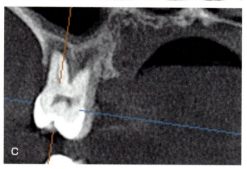
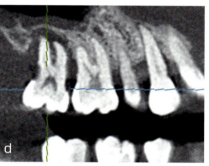

図1-1-5a～d　a：CTボリュームレンダリング画像。b：デンタルX線写真。c：CTクロスセクショナル画像。d：CTパノラミック画像。

研究用模型：歯列不正や咬耗の程度などを観察できる。また、セントリックバイトを用いて咬合器にマウントし、早期接触や咬頭干渉など外傷性の要因に関する詳細な咬合診査を行う。

細菌検査：PCR法により、唾液や滲出液、プラークなどのサンプルから歯周炎の発症リスクがもっとも高い P.gingivalis の遺伝子型まで検出できるようになった（表1-1-2、3）。

表1-1-2　歯周病細菌DNA（リアルタイムPCR法）

	検査項目名	検査結果値 （コピー数／mL）	比率 （歯周病菌数／総菌数）
	総菌数	622,000,000	—
1	A. actinomycetemcomitans	検出感度以下	—
2	P. gingivalis	6,272,400	1.01%
3	T. forsythia(B.forsythus)	136,400	0.02%
4	T. denticola	126,000	0.02%
5	P. intermedia	1,528,400	0.25%

細菌検査の報告書。ミロクメディカルラボラトリーの検査報告書の例。口腔内サンプルから歯周病原性細菌の種類と数を検出する。

表1-1-3 P.gingivalis の線毛film Ⅰ～Ⅴ型のタイピング（PCR）法　検査結果

Ⅰ型	（−）
Ⅱ型	陽性
Ⅲ型	（−）
Ⅳ型	（−）
Ⅴ型	（−）

Chapter 1-2 注目！こだわりペリオはココを診る

1. 注目しよう、プロービング値よりも BOP (Bleeding on Probing)

　プロービングは歯周治療の検査において重要な項目である。また、初診時だけでなく歯周基本治療終了時、動的治療終了時、メインテナンス時の計測データを比較することで歯周組織の状態の推移を把握することができる。この際、プロービングの値をチェックすると同時に、BOP (Bleeding on Probing) に着目することも大切である。プロービング値は歯肉の腫脹や上皮付着の状況で容易に変化するが、BOP は現在進行形の"結合組織内の炎症の存在"を示しているからである。歯周組織に炎症を生じると、歯肉の腫脹や骨吸収などよりも先に BOP を生じるため、歯周疾患の早期発見や、メインテナンス時の初期炎症の確認などに非常に有効である。また Lang ら[1]は、BOP が 16％以上の患者では 30％以上の付着の喪失を示すことから、全顎的な BOP の割合は、歯周外科処置やメインテナンスへ移行できるか否かの重要な指標となる、と報告している。また、血液に含まれる鉄成分は歯周病原細菌の増殖を助長し、症状が増悪される。

　しかし、付着を破壊してしまうと健康な歯周組織でも出血してしまうため、約 20g というプロービング圧を遵守することも重要である（図 1-2-1）。

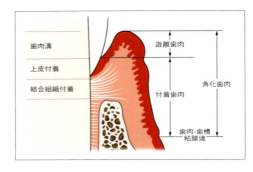

図 1-2-1 歯周組織の正常像[2]（小野善弘ら コンセプトをもった予知性の高い歯周外科処置 改訂第2版より引用）。

臨床が変わる ココ がポイント！

BOP は"ウソ"をつかない！——プラークスコアは直前にブラッシングで下げることができるが、BOP は継続的なプラークコントロールができていないと改善することはできない。

2. 角化歯肉と付着歯肉の区別できていますか？

　角化歯肉が必要か否かに関しては古くから多くの研究がなされているが、辺縁歯肉の安定やブラッシングのしやすい環境を得る際にその存在が有利であることは論を待たない[3]。

　そこで軟組織の評価を行う際に目視で角化歯肉を診査するが、実際に歯を守ってくれる付着歯肉は視覚だけでは評価することができない。辺縁歯肉からMGJまでが上皮の角化した角化歯肉だが、付着歯肉はこの幅からプロービング値を差し引いたものとなる。

　したがって、角化歯肉が 7mm でプロービング値が 3mm であれば付着歯肉は 4mm ということになる。厳密にはその中に上皮性付着も含まれるので結合組織性の付着歯肉幅はさらに少ないものとなる。プロービング値が 7mm を越えると、角化歯肉があっても付着歯肉が存在しないということになる（図 1-2-2）。

図1-2-2a〜c　5mm程度の厚い角化歯肉が観察されたが、プロービング値は11mmであり付着はまったく存在しない。

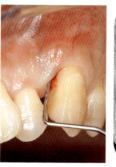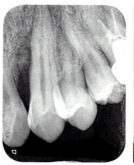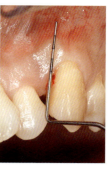

こだわり"ペリオ"テクニック
プローブと仲良くなろう。基本セットにプローブを！

3. 歯槽骨はなぜ連続性が必要なの？

こだわりペリオでは歯槽骨、辺縁歯肉の連続性を目指す。Papapanouら[4]の研究では、骨形態の不連続性、特に垂直性の骨欠損が局所に存在する場合、10年後の歯を喪失するリスクが水平的骨吸収の場合は12.7%に対し、45.6〜68.2%に上昇すると報告している。つまり、たとえ歯肉縁下のデブライドメントを行っても、骨レベルの連続性が失われていると歯周病原細菌が好む嫌気性環境すなわち歯周ポケットが残存するため、歯周病の再発とさらなる進行が予測される（図1-2-3a〜c）。歯周組織の環境整備としてはこの骨欠損を欠損量に応じて足し引きする必要がある。すなわち、支持歯槽骨量が十分であれば骨外科処置などの切除療法、切除することで十分な支持歯槽骨量が期待できないようであれば再生療法などを考慮する。この際、残存歯や対咬関係、義歯やインプラントとの共存、根分岐部、スプリントの範囲など周辺の状況に応じて術式を選択する必要がある。また、保存困難な歯の抜歯も骨の平坦化のひとつのオプションであることを忘れてはいけない。

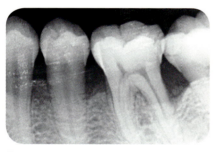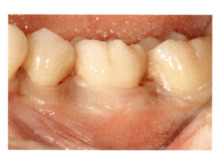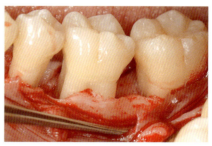

図1-2-3a〜c　連続性の失われた骨形態。辺縁歯肉の連続性は保たれているが、骨内欠損が存在することで歯周ポケットが深くなり、嫌気性菌の繁殖しやすい環境になっている。

〈参考文献〉
1) Lang NP, Joss A, Orsanic T, Gusberti FA, Siegrist BE. Bleeding on probing. A predictor for the progression of periodontal disease? J Clin Periodontol 1986;13(6):590-596.
2) 小野善弘, 宮本泰和, 浦野 智, 松井徳雄, 佐々木 猛. コンセプトをもった予知性の高い歯周外科処置. 改訂第2版. 東京：クインテッセンス出版, 2013:229.
3) Kramer G.Rationale of periodontal therapy. In: Goldman HM, Cohen DW (Eds). Periodontal Therapy. Fifth Ed. St. Louis: CV Mosby, 1973;331.
4) Papapanou PN, Wennström JL. The angular bony defect as indicator of further alveolar bone loss. J Clin Periodontol 1991;18(5):317-322.

Chapter 1-3 本当に怖い！ペリオのさまざまなリスクファクター

1. 歯周病は多因子性疾患

歯周病はプラーク（歯周病原細菌）によって発症する感染性炎症疾患で、プラークが初発因子となり、さまざまな増悪因子によって、その進行が助長される。図 1-3-1 に示すとおり、細菌因子に加え、環境因子、宿主因子、さらには咬合因子などがリスクファクターと考えられている[1]。歯周病の治療の大原則は、プラークコントロールであることは言うまでもないが、個々の患者において、その歯周炎を増悪させるリスクファクターが何なのかを診査・診断することが重要である。そして、リスクファクターを明確にし、排除することで、歯周治療はより効果的な結果を得ることができる。

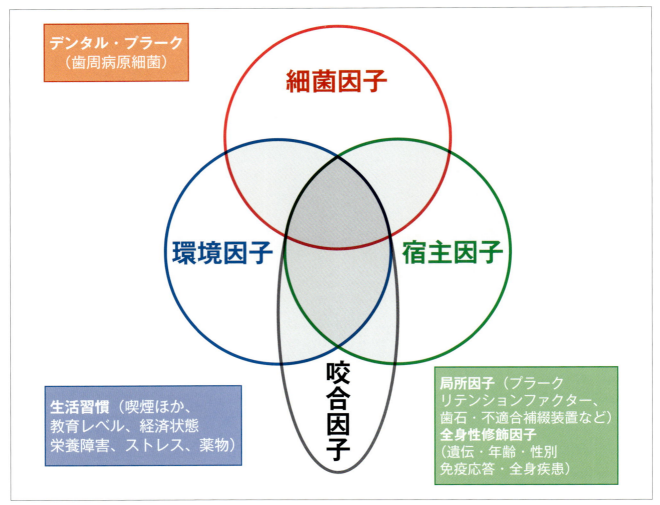

図1-3-1　歯周病のリスクファクター。歯周病はプラークによる初発因子と多くの増悪因子によって修飾される多因子性疾患である（富田幸代ら 日歯医師会誌 2017年8月号 歯周外科治療を行う前に〜もう一度歯周基本治療を見直す〜より引用・改変）[1]。

2. それぞれのリスクファクターを見逃すな！

環境因子

環境因子としては、喫煙やストレス、常用薬などが考えられるが、特に、歯周炎の進行に対して影響を与える患者の喫煙や日常生活のストレスの大きさについては把握しておく必要がある。

①喫煙

喫煙は、環境因子のなかでも歯周炎の最大のリスクファクターと考えられている。喫煙者は、非喫煙者と比較し、2〜8倍歯周炎に罹患しやすいと言われており、歯周治療の反応も悪い（図1-3-2a、b）。

また、歯周組織再生療法やインプラント外科における骨造成術などの外科処置を行う場合も、治癒がスムーズに得られず、歯肉弁の裂開などが高頻度で見られ、十分な組織再生が得られないことが多い。歯周治療、とりわけ再生療法などの外科処置を行う必要がある場合、適切な禁煙支援は必須であり、原則として禁煙できなければ再生療法を行うべきではない。

②ストレス

ストレスが誘導する精神の緊張状態は、全身の免疫応答に影響を与え、歯周病を悪化させる可能性がある。また、職場環境や家庭環境などの変化によって著しいストレスを受けることで、患者自身のプラークコントロールがおろそかになったり、ブラキシズムやクレンチングなどのパラファンクションを誘発させ、それらによる咬合性外傷によって、歯周炎が進行する可能性が考えられる。患者のストレスを十分把握するためには、医療面接が重要であり、歯科衛生士を中心としたコ・デンタルスタッフによる十分なコミュニケーションが鍵となり得る。

③常用薬

歯肉増殖をきたす降圧剤や抗てんかん薬はもちろんであるが、免疫抑制剤や副腎皮質ホルモン剤の長期内服、あるいは、ビスフォスフォネート製剤など骨代謝に影響を与える薬の使用も必ず把握する必要がある。これらの常用薬は、歯周基本治療の反応や外科処置後の治癒に大きな影響を与える可能性があるため、歯周治療前には必ず主治医へ対診を行う。

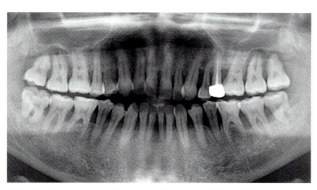

図1-3-2a　41歳、男性。喫煙者。全顎的に進行した歯周炎を示し、大臼歯部を中心に深い垂直性骨欠損や根分岐部病変を認める。咬合関係は前歯部開咬を呈し、大臼歯部しか咬合していない。禁煙の意志はなく、歯周外科治療や矯正治療など、積極的な治療の希望もない。歯周基本治療のみ行い、SPTを継続した。

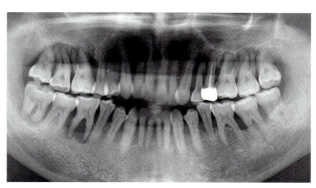

図1-3-2b　初診から5年後の状態。患者は3〜4ヵ月ごとのSPTには受診し続けたが、喫煙は継続した。骨欠損は急激に進行し、臼歯部を中心に根尖を越える骨吸収を示し、自然脱落寸前の歯も認める。咬合性外傷と喫煙の影響で歯周炎は急速に進行した。

宿主因子

プラークリテンションファクターとなる局所因子と、遺伝や全身疾患などの全身性修飾因子が考えられる。

①局所因子

プラークコントロールを困難にさせる局所的な因子（歯石や不適合修復・補綴装置、歯列不正や歯の形態異常、浅い口腔前庭や付着歯肉不足などの歯肉歯槽粘膜の異常）は患者のセルフコントロールを困難にし、歯科衛生士のプロフェッショナルケアにも影響を与えることから、歯周基本治療あるいは歯周外科治療を通して改善しなければならない。

②全身性修飾因子

・遺伝

まれではあるが、ある種の先天性疾患は重篤な歯周炎を呈する。

・年齢、性別

通常、歯周病は高齢になるに従い発症率が増加するが、20～30歳代の低年齢層から発症するいわゆる侵襲性歯周炎は、歯周組織の破壊の進行が早く、より適切な対応が必要である（図1-3-3）。

また、妊娠期や思春期など性ホルモンの増加により歯肉炎が生じたり、閉経後の女性ホルモンの減少によって歯周炎が進行する可能性があるなど、女性特有の問題も考慮する必要がある。

・全身疾患

歯周病は糖尿病の6番目の合併症と認識されており、歯周炎が重症化しやすい（図1-3-4）。歯周病は糖尿病を悪化させる可能性も考えられるため、歯周治療に際しては主治医への対診を行い、血糖値やHbA1cなどの検査値や治療内容、合併症の有無などを確認し、コントロール状態によって歯周治療法を決定する必要がある。

糖尿病以外にも、心疾患・脳血管疾患・リウマチ・腎疾患・骨粗鬆症・メタボリックシンドロームなどが歯周病と関連があるといわれている。

歯周治療を行ううえで、全身疾患の把握とそのコントロールは不可欠で、患者に歯周病と全身疾患との関係を十分理解させ、主治医との協力のもと適切に対応する必要がある。

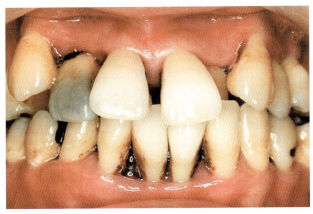

図1-3-3 30歳、女性。非喫煙者。口腔清掃状態は不良。年齢と比較して、付着の喪失が著しく、著しい歯の動揺と病的な歯の移動を認める。母親は50歳代であるが総義歯である。いわゆる侵襲性歯周炎と考えられる。

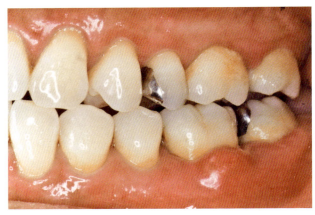

図1-3-4a 53歳、女性。非喫煙者、糖尿病。全顎的に進行した歯周炎を呈した。特に6の辺縁歯肉の腫脹は著明である。歯周炎と糖尿病の関係を説明し、歯周基本治療と糖尿病のコントロールの重要性を理解させた。

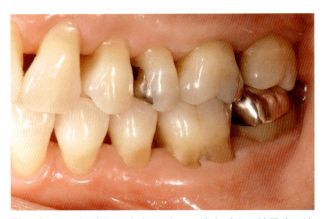

図1-3-4b 初診後12年経過時の口腔内所見。糖尿病の治療とともに歯周基本治療を行い、徹底したSPTを継続した。歯周ポケットは浅くなり、プロービング時の出血もほとんど認められなくなった。歯肉の炎症は存在せず、歯周組織は安定している。

1-3 本当に怖い！ ペリオのさまざまなリスクファクター

咬合因子

不正咬合や咬合の不調和、パラファンクションなどに起因する外傷性咬合によって、歯周組織に障害が生じ、咬合性外傷を発症、歯周炎が進行する可能性がある。特に、くさび状骨欠損が認められる場合、外傷力が関連している可能性が考えられるため、咬合のファクターを十分に診査・診断したうえで、治療計画を考える必要がある（Part1-Chapter4 ―見逃していませんか？ 咬合と歯周病の関係―参照）。

3. リスクファクターをスタッフ・患者と共有しよう！

患者の歯周病が細菌因子だけでなく、どのリスクファクターによって修飾されているのかを、正確な資料採得や十分な医療面接などによりまず明確にする必要がある。そして、考えられるリスクファクターを医療従事者だけでなく、患者自身にも理解させることが重要である。

リスクファクターをスタッフと患者を含めて共有し、可能な限り排除させることが、歯周治療の成功、ひいては治療結果の長期的な安定に結びつくと考える。

臨床が変わる ココ がポイント！

患者それぞれのリスクファクターをしっかり見極めよう！ それをスタッフ・患者さんとも共有しよう！

〈参考文献〉
1) 富田幸代，齋藤 淳．歯周外科治療を行う前に～もう一度歯周基本治療を見直す～．日歯医師会誌 2017;70(5):366-375.

1-4 見逃していませんか？咬合と歯周病の関係

1. 歯周炎と不正咬合の関係は？

歯周炎と不正咬合の関係は、古くから議論されている。現在では、不正咬合は、歯周炎を増悪させるリスクファクターの一つと考えられ、動物実験などでは、咬合の不調和だけで歯周炎が発症したり進行することはなく、適切なプラークコントロールのもとで細菌の感染がなければ、外傷性咬合によってアタッチメントロスは起こらないことが証明されている（表1-4-1）[1〜3]。

一方では、咬合状態と歯周組織の臨床所見を比較検討し、その関連性を報告した臨床研究もある[4,5]。私たちも日常臨床において、プラークコントロールがある程度適切であっても、咬合の不調和に起因する咬合性外傷によって、歯周炎が悪化の経過をたどる症例も多く経験する。このため、われわれは歯周治療を行ううえで、咬合の診査・診断は欠かせないものと考えている。

表1-4-1 動物実験の結果の要約[3]

	健康な歯周組織 （骨支持が正常）	健康な歯周組織 （骨支持が低下）	歯周病 （プラークの付着）
矯正力	・動揺の増加 ・歯の移動 ・上皮付着と結合組織付着は変化なし	・動揺の増加 ・歯の移動 ・歯肉の炎症なし ・結合組織付着変化なし	・歯周病の進行なし
揺さぶり力 (Jiggling Force)	・歯根膜の拡大 ・若干の歯槽骨頂の高さの減少 ・付着の喪失なし ・可逆性の歯の動揺	・歯根膜の拡大 ・若干の歯槽骨頂の高さの減少 ・歯肉の炎症なし ・付着の喪失なし ・可逆性の歯の動揺	・歯根膜は徐々に拡大 ・動揺の進行 ・骨縁下欠損の形成

2. 咬合性外傷とは？

咬合性外傷には、一次性と二次性がある。一次性咬合性外傷は、歯周組織の正常な歯に加わる過剰な咬合力によって生じるが、歯周組織に炎症がなければ、歯の動揺や歯根膜空隙の拡大は起こるものの、歯周組織の破壊は生じない。

二次性咬合性外傷は、歯周炎の進行によって支持歯槽骨が減少して咬合負担能力が低下した歯に生じる外傷であり、生理的な咬合力によっても引き起こされる（図1-4-1）[6]。

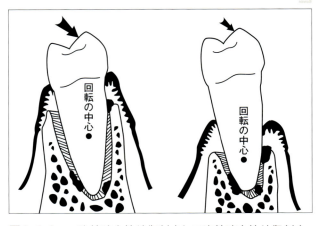

図1-4-1 一次性咬合性外傷（左）と二次性咬合性外傷（右）。

3. 口腔内所見をよく観察しよう！

日常臨床で歯周組織に外傷力がかかっていることは、さまざまな所見で判断することができる（表1-4-2）。歯に対しては、動揺やフレミタス、年齢と比較しての過度の咬耗や、歯冠の破折、アブフラクション（図1-4-2）などが考えられる。

歯周組織に対しては、歯肉退縮やクレフトとして現れることもある。下顎隆起や口蓋隆起、歯槽骨部位の外骨症などの骨隆起が認められる場合、歯に加わる咬合力が過大である可能性が高い（図1-4-3）。

X線所見では、歯根膜空隙の拡大やセメント質の肥厚、くさび状骨欠損などとして観察される。軟組織については、舌の圧痕や頬粘膜の白線（咬合線）などを認めることがある（図1-4-4）。

そして、これらの所見にあわせ、非機能運動である睡眠時のブラキシズムと日中のクレンチングについても、十分な問診を行い、把握に努める必要がある。

表1-4-2　外傷力を疑う所見

軟組織	歯・歯周組織	X線所見
頬粘膜の白線 舌の圧痕	歯の動揺 フレミタス 咬耗 アブフラクション 補綴装置のシャイニングスポット 歯肉退縮 クレフト 骨隆起	歯根膜腔の拡大 くさび状骨欠損 セメント質の肥厚 歯髄腔の狭窄

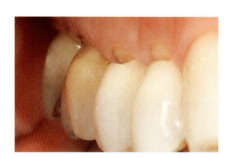

図1-4-2　アブフラクション。セメント - エナメルの境（CEJ）付近に現れる鋭利な歯の欠損。

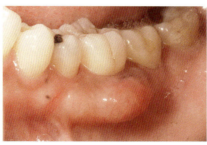

図1-4-3　外骨症。歯に加わる咬合力が過大である可能性が高い。

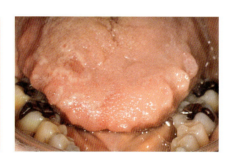

図1-4-4　舌の圧痕。軟組織の圧痕などの変化はクレンチングなどのパラファンクションが疑われる。

4. 咬合性外傷に対する対応は？

歯周治療における咬合性外傷への対応（表1-4-3）は、まず歯周基本治療を行い、プラークコントロールの徹底と歯肉の炎症の除去を図ることから行う。パラファンクションが存在する場合、夜間のブラキシズムに対してはナイトガードの装着を促し、日中のクレンチングや口腔周囲筋の異常習癖などに対しては、十分な問診と患者教育を行い、患者みずから改善することを促す必要がある（図1-4-5a〜d）。

1〜2歯単位で早期接触や偏心運動時の干渉が認められる場合は、咬合調整を行うことが有効である。骨支持が十分ありアタッチメントロスがあまり認められないのに、数歯単位で動揺している場合は、パラファンクションが疑われるため、その改善に努める必要がある。アタッチメントロスがあり、二次性咬合性外傷が認められる場合は、暫間固定を行ったうえで咬合調整をする必要があり、結果として補綴装置による永久固定が必要になる場合が多い。咬合性外傷の原因が全顎的な咬合の不調和に起因している場合は、咬合再構成を行い、咬合の安定を図る必要がある（図1-4-6a〜d、図1-4-7a〜d）。咬合性外傷が既存の歯列不正に起因していて、歯のポジションが悪く、補綴的に改善することが困難な場合は、矯正治療を行うことも検討する（Part4-Chapter6 —再生療法と矯正治療、そのタイミングは？—参照）。

表1-4-3 咬合性外傷への対応方法

No.	対応方法
1.	パラファンクションなどの悪習癖の管理、改善
2.	早期接触や偏心運動時の干渉に対する咬合調整
3.	暫間固定、必要であれば永久固定
4.	咬合再構成
5.	矯正治療

骨縁下欠損にパラファンクションが疑われた症例（図1-4-5a〜d）

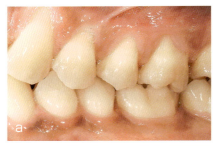
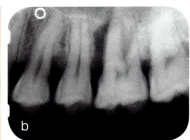
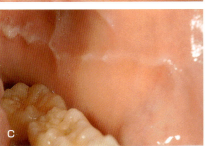
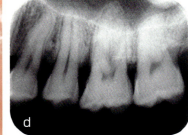

図1-4-5a〜d　31歳、男性。a：上顎臼歯頬側に歯肉退縮を認める。不正咬合はほとんど認められない。b：|6の近心に深い垂直性骨欠損が認められる。c：頬粘膜に白線、舌には圧痕を認めた。日中のクレンチングが著明。d：歯周基本治療とナイトガードの装着、認知行動療法などを行い、SPT（Supportive Periodontal Therapy）を継続した（患者が歯周外科処置を希望しなかったため）。初診から3年後、骨欠損の改善がX線上で認められた。

1-4 見逃していませんか？ 咬合と歯周病の関係

咬合性外傷をともなう重度歯周炎に対し、再生療法と歯周補綴で対応した症例（図1-4-6、7）

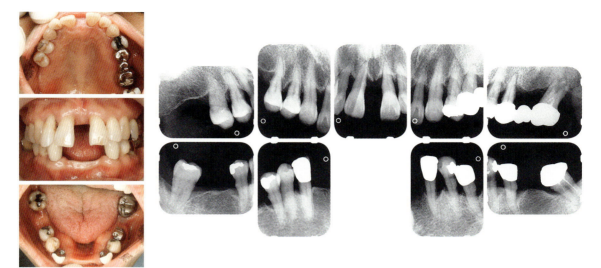

図1-4-6a～d　59歳、女性。歯の欠損や正中離開があり、全顎的に歯の動揺を認める。下顎隆起も認められ、咬合力が強いことが予測された。骨支持の少ない歯が多く、すべての歯にくさび状骨欠損を認める。咬合性外傷によって、歯周炎がさらに進行したことが考えられる。主訴は歯の動揺の増加による下顎部分床義歯沈下による歯肉の痛みであった。

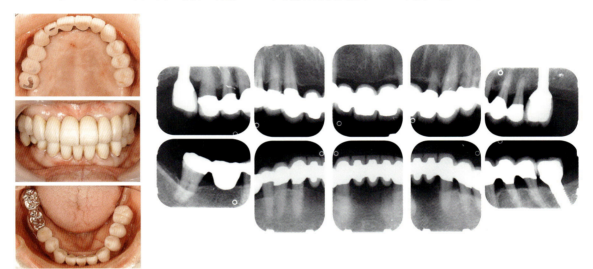

図1-4-7a～d　治療終了後10年経過時の口腔内写真およびデンタルX線写真。すべての歯にエナメルマトリックスデリバティブ（EMD）による歯周組織再生療法を行い、天然歯は歯周補綴による永久固定、大臼歯部はインプラント補綴で対応し、咬合再構成を行った。術後、歯の動揺はなく、咬合関係は安定した。ナイトガードを装着し、3ヵ月ごとのメインテナンスを継続した。補綴装置の一部摩耗は認められるが、天然歯およびインプラント周囲の辺縁骨は治療終了時と変化なく安定している。

臨床が変わるココがポイント！

局所だけでなく、顔貌や口腔内全体にもヒントが隠されている。
日常の隠れたパラファンクションも見つけ出そう！

〈参考文献〉
1) Polson AM, Zander HA. Effect of periodontal trauma upon infrabony pokets. J Periodontol 1983; 54(10): 586-591.
2) Lindhe J, Svanberg G. Influence of trauma from occlusion on progression of experimental periodontitis in the beagle dog. J Clin Periodontol 1974; 1(1): 3-14.
3) Davies SJ, Gray RJ, Linden GJ, James JA. Occlusal considerations in periodontics. Br Dent 2001; (11): 597-604.
4) Nunn ME, Harrel SK. The effect of occlusal discrepancies on periodontitis. I. Relationship of initial occlusal discrepancies to initial clinical parameters. J Periodontol 2001 72(4): 485-494.
5) Harrel SK, Nunn ME. The effect of occlusal discrepancies on periodontitis. II. Relationship of occlusal treatment to the progression of periodontal disease. J Periodontol, 2001; 72(4): 495-505.
6) 特定非営利活動法人日本歯周病学会編，歯周病専門用語集，第1版，東京：医歯薬出版，2007．

Chapter 1-5 こだわりペリオは、歯科衛生士と二人三脚

1. 歯周治療での二人三脚

　歯周治療は、歯科衛生士と歯科医師のいわば「協働作業」であり、その中でも歯周基本治療の大半を担うのは歯科衛生士である。その歯周基本治療の成否が、歯周外科治療ひいては歯周治療の結果を左右すると言っても過言ではない。

　歯周基本治療の内容は、歯科医師の診断および治療計画により大きく異なる。つまり、歯科医師が的確に診断し治療計画を明示できなければ、知識・技術をもった歯科衛生士でもその腕を発揮できない。また、治療のステージごとに、歯科医師、歯科衛生士ともに治療の進捗を確認し、常に患者の情報を共有する必要がある（図1-5-1）。

　そして、動的治療終了後の口腔内の維持管理はSPT(supportive periodontal therapy：歯周安定期治療)で行うが、主な役割を果たすのもやはり歯科衛生士である。動的治療終了時の患者の状態により、今後の発生しうる問題を予見しSPTの内容を歯科衛生士と相談しなければならない。

　歯科衛生士の存在が欠かせない歯周基本治療ならびにSPTにおける、歯科医師と歯科衛生士の連携について考察する。

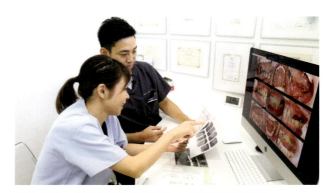

図1-5-1 歯科医師と歯科衛生士の治療計画相談。

2. 非外科的治療か外科的治療か。しっかり見極めよう！

　歯肉炎や、4〜5mm程度の歯周ポケットをともなった歯周炎などは非外科的治療で原因の除去が可能であり、歯科衛生士としての腕の見せ所である。特に深い歯周ポケットであっても、単根歯、水平性骨吸収、薄いバイオタイプなどの条件によっては非外科的治療で感染のコントロールができる可能性があり、歯科医師の診断と歯科衛生士の知識・技術によって外科的治療に至らずにSPTに移行できる場合もある（図1-5-2）。

　非外科的治療で対応できると判断された患者は、心理面に配慮しながらスケーリング・ルートプレーニングによって炎症を軽減し、SPTへと移行する。

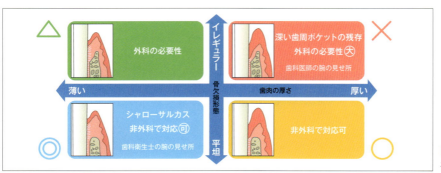

図1-5-2 歯周基本治療において歯科衛生士が対応可能な骨と歯肉の関係。

3. メスを持つ前に、手術を始める準備はできていますか？

残念ながら歯周基本治療で目指すべき環境の改善が得られなかった患者は、歯周外科処置が必要となる場合がある。歯周外科処置が必要と判断された患者を前にして、特に外科手技を学んだ直後の歯科医師などは、その技術の実践にとらわれ外科処置に入る前の準備を見落としてしまうことが往々にしてある。特に歯周基本治療で炎症を軽減し歯周組織を整えることは、術前において重要なステップである。

なぜなら、炎症がある歯周組織は、外科処置時の各段階において弊害をもたらすからである。切開では、出血により正確な切開線の設定が困難になり、剥離では歯肉弁がちぎれやすい。搔爬でも出血のため術野が見えず、除去すべき感染源も多い。また、縫合でも、歯肉が緩んでいるため歯肉弁がちぎれやすく、縫合糸も脱離しやすい。当然、術後の治癒も悪く、痛みや感染への抵抗性も低くなる。

歯科衛生士は、手術を行うまでに歯肉辺縁近くの炎症のコントロールに注力する。ブラッシングによるプラーク除去の動機付けを行い、インスツルメントが届く範囲での郭清を適切に行わなければならない。もちろん、外科処置が必要な歯周組織であるため手指感覚でのルートプレーニングにも限界がある。歯科医師は、各歯科衛生士のスキルに合わせた歯周基本治療の目標を示す必要がある。

4. 動的治療は一瞬！ SPT は一生！

すべての患者が歯周治療のコンセプトに基づいた理想のゴールを迎えられているわけでなく、一度、歯周病になった患者は、動的治療終了後も、長きにわたり再発のリスクと向き合わなければならない。

動的治療終了時に残存しているリスクファクターについては、SPT 時に欠かさず確認をする。リスクファクターは、宿主因子、細菌因子、環境因子まで幅広く変化をとらえる必要がある。

口腔内の所見をもとに宿主因子、細菌因子を確認し、問診を通じて嗜好や環境の変化にも目を配る。特に環境因子の変化をとらえるためには問診だけでなく普段の何気ない会話が重要である。歯科衛生士は患者の小さな変化をとらえられる信頼関係を構築し、歯科医師はその信頼関係をサポートできる医院づくりをしなければならない。

歯周治療において、特に歯科医師は治療手技ばかりにとらわれることも少なくない。よもや、動的治療を行うことが目的となっている歯科医師はいないだろうか。患者の人生という時間軸で考えれば、動的治療はほんの一時にすぎず、SPT で歯周状態をコントロールしていることを大いに認識しなければならない。動的治療終了が歯周治療終了ではなく、SPT を通じて患者はその医院と一生付き合うのである（図1-5-3）。歯科医師、歯科衛生士ともに責任の重さを実感し、各人の責務を全うすることが重要である。

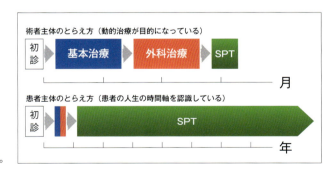

図1-5-3　患者目線の歯周治療の時間軸。

臨床が変わるココがポイント！

歯科医師と歯科衛生士の二人三脚による「ひとりでも多く生涯患者をつくろう」という気持ちが臨床を変える。

Chapter 1-6 こだわりペリオに欠かせない医院力

1. 医院力とは？

　歯周治療では、来院した患者に対し応急処置ののち、資料採取と診査診断、歯周基本治療、動的治療を終えてメインテナンスに至るまでトータルで治療計画を立案、実施していく必要がある。しかしこのすべての過程を歯科医師だけで行うことはできない。そこで必要になるのが医院全体のチームアプローチを可能にする"医院力"である（図1-6-1）。
　ここでいうチームアプローチとは"お互いの専門性を尊重しあい、最大限の能力を引き出すことによって最善の歯科治療を行う医療現場の取り組み"を意味する。歯科医師や歯科衛生士をはじめ、歯科助手や歯科技工士などのチームスタッフが同じコンセプトで相互に情報交換しながらひとりの患者の治療にあたることが大切である。また、チームにはリーダーが存在するが、チームスタッフはリーダーのみに頼るのではなく、スタッフ全員がリーダーとしての意識をもってそれぞれの職務にあたる必要がある。さらに、リーダーの考えや思いに共感し実行に移すフォロワーとしての役割も、チームとして機能するうえで重要となる。

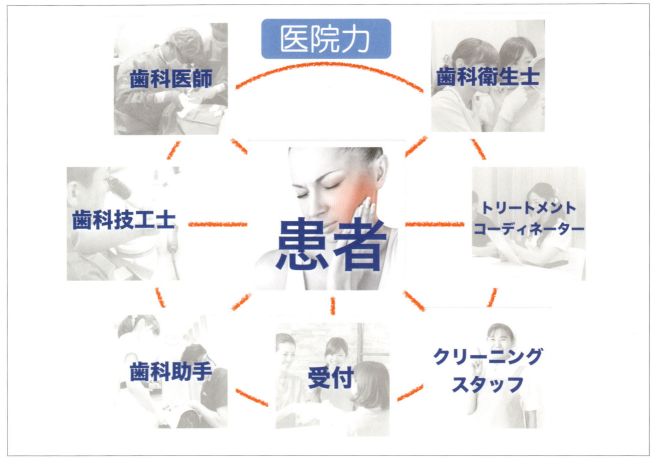

図1-6-1　患者と医院スタッフの相互関係。医院にかかわるすべてのスタッフ間で患者情報を共有し、患者がどのスタッフに接した際も、同じコンセプトで同等の対応ができるようにしておく必要がある。

2. 医院力は育てる力

1）スタッフに対する教育

医院力の向上にはスタッフ全員の知識、技術の向上を欠かすことはできない。そのために情報を共有できる環境を整える必要がある。

(1) 院内勉強会

患者の症例検討や症例報告、SRPの方法などトピックを絞った実習を院内で行うことで知識の向上や医院の治療コンセプトの理解と共有を行うことができる。

(2) 院外研修

学会や研修会に参加することで新たな知識を得て今後の臨床に活かしたり、これまでの臨床を研修内容と照らし合わせて検証することもできる。また、外部の勉強会で症例報告などを行うと自分の症例の振り返りや、他院の先生などからの指摘によって気づきを与えられるなど、多くのステップアップの機会を得ることができる。

(3) 人事評価

スタッフレベルの底上げを目的として、人事評価を行う（図1-6-2）。評価基準はさまざまであるが、医院としての目標と、理想とするスタッフ像を明確にすることでスタッフの成長の方向を示し、その達成度を評価することで今後の課題も明瞭化できる。

3H　タキノ歯科医院におけるスタッフ評価項目

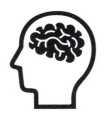

Head
- 学会やセミナーへ積極的に参加しているか
- 勉強会へ所属をして日々学んでいるか
- 新聞や読書など、品位と教養を身に付けているか
- 患者さんのこと（名前、近況や出来事など）をどれだけ覚えているか
- 材料や器具の名称、手技や手術の内容などの知識が正確か

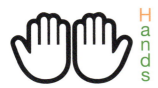

Hands
- 自主練をしているか
- 後輩に技術指導をしているか
- 豊富な話題で患者さんとのコミュニケーションを円滑に行っているか
- ミスやあやまちを素直に認め、報・連・相がしっかりできているか
- 準備、後片付けがしっかりできているか

Heart
- 患者さんやスタッフに対して感謝することを忘れていないか
- すべての人に対してどれだけ気配りができているか
- 常に思いやりのある対応ができているか
- いつも笑顔を絶やしていないか（患者さん・スタッフ・業者さんすべてへ）
- あいさつがしっかりできているか

図1-6-2　タキノ歯科医院で実際に使われている人事評価項目。3Hと題し、頭で考えるHead、技術と実行のHands、心の優しさを示すHeartの3項目に分け、それぞれの具体的行動目標を明示化することで、スタッフの実力と意識の向上を促す。

2）患者に対する教育

(1) 信頼を得るためのこだわりペリオのコンサルテーション

歯周外科処置を含む歯周治療を行う場合、治療期間が数ヵ月から数年と長期に及ぶことも多い。この期間、通院してもらうためには患者の歯周病への理解が必要である。

歯周病とその治療を説明する際に気を付けなくてはいけないのが、患者サイドと医院サイドの"歯周病"に対する認識の違いである。昨今、患者はインターネットなどから歯周病の情報を得ているが、その知識は断片的で危機感が薄いことが多い。歯周病の模型や、過去の患者の症例写真、患者向けの歯周病解説本などさまざまな媒体を使用し、

・歯周病は、歯を支える歯槽骨が溶けてしまう「骨の病気」であること
・むし歯と違って痛みをともなわず、「気づかずに進行する」病気であること
・動的治療終了後も「継続的なメインテナンスが必要」であること

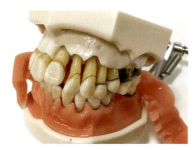

図1-6-3　歯周病モデル。歯肉を剥がすと片側は正常骨、反対側は歯周病が進行し骨吸収が進んだ状態を示す。歯周病の病態をより具体的に把握してもらうのに有効である。

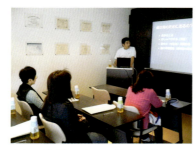

図1-6-4　タキノ歯科医院での健康教室。チェアサイドや待合室を避けて、研修室や会議室などできるだけ治療の雰囲気を排除した場所で行う。

を理解してもらう必要がある（図1-6-3）。これは決して一度のコンサルテーションでは完了するものではなく、初診から基本治療の期間を通じて歯科医師のみならず、院内スタッフ全体での啓蒙が必要になる。

(2) 歯の健康教室

患者教育として、主訴に対する応急処置を終えてから健康教室などの講習を行う。講習会で歯科に対する知識を深めた後、個人カウンセリングを行うと、その内容をスムーズに理解してもらいやすい（図1-6-4）。

講習会開催に際し、以下の点に気をつけている。
・参加者は、話が伝わりやすいよう少人数の5〜6名。
・時間は60分＋質疑応答の合計90分程度。
・開催の日時は固定してしまわず、より多くの患者が参加しやすいように配慮する。
・いくつかの候補から、患者の都合のいい日を事前に予約してもらう。
・内容は歯周病にかかわらず、歯科全般について包み隠さず伝える（a〜c）。
　a. チェアサイドでは時間的に伝え切れないこと
　b. 医院のコンセプト、先生の思い、何を大切に診療しているかなど
　c. 診療室内では言いにくい、少しくだけた内容の話など

また、講習会を成功させるには、プレゼンテーションを成功させる7つのポイント「SUCCESS」に配慮する（表1-6-1）。

表1-6-1　プレゼンテーションを成功させる7つのポイント[1]（Heath Cら アイデアのちから より引用・改変）

① 単純明快である	(**S**imple)
② 意外性がある	(**U**nexpected)
③ 具体的である	(**C**oncrete)
④ 信頼性がある	(**C**redible)
⑤ 感情に訴える	(**E**motional)
⑥ 物語性がある	(**S**tory)
⑦ 空気を読む	(**S**ituation)

〈参考文献〉
1) Heath C, Heath D[著], 飯岡美紀[翻訳]. アイデアのちから. 東京：日経BP, 2008.

第2部

明日から好きになる歯周外科

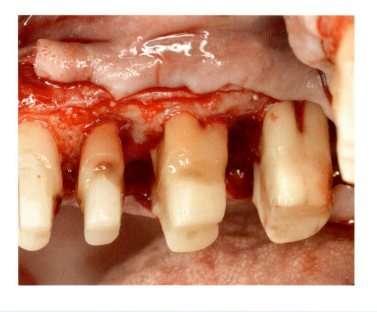

2-1 「歯周外科処置なんて怖くてできない」という人のために／30

2-2 何のために歯周外科を行うの？非外科の限界を知ろう！／32

2-3 本当は簡単！部分層弁、意外に難しい！全層弁／36

2-4 骨外科処置は、支台歯形成と思え！／40

2-5 こだわりペリオの縫合法を身に付けよう！／44

2-6 ここで差がつく！安全確実な術後管理／48

Chapter 2-1 「歯周外科処置なんて怖くてできない」という人のために

1. 歯周外科処置の習得は避けては通れない！

「歯周外科処置」という言葉を聞いて、自分には縁遠いことだとお考えの先生も少なくないのではないだろうか。しかし日本では、2016年の歯科疾患実態調査で35歳以上の8割が歯周病と報告されており、また、現在の歯の喪失原因の第一位でもある。ゆえに、非外科的な処置で対応できないケースにおいては、歯周外科処置を避けては通れない。広く国民の健康を考えれば、その状況に向き合いつつ、知識・技術の習得は欠かせない。歯周組織に対するアプローチは、歯周病の治療のみにとどまらず、歯肉縁下カリエスへの対応や歯頚ラインの不揃いに対する審美面の改善など、非炎症性疾患に対しても有効である。したがって、修復物の長期安定や患者の高い要求に対応できる治療オプションとしても、当然のように持ち合わせておくべき時代である。

2. PDCAサイクルが自分を変える最強の武器である

歯周外科処置が怖くてできないと二の足を踏んでおられる先生に、お勧めしたいフレームワークがPDCAサイクルだ。PDCAとは、Plan（計画）→Do（実行）→Check（評価）→Action（改善行動）と表され、ビジネスパーソンであれば誰もが知る古典的なフレームワークである。それを、歯周外科処置習得に落とし込んだ場合にどうなるだろうか。以下、歯周外科処置習得に必要なPDCAサイクルの詳細を説明する。

Plan（計画）

初めてメスを持つ際は、不安はつきものである。そのときに十分な準備ができていなければ、その不安は倍増する。そこで必要になるのは、事前に処置のイメージトレーニングを行っておくことである。新しい術式を「学び」・「習得」するためには、「学ぶ」の語源でもある「まねる」ことから始めることが上達の近道である。まねるには、処置する症例に類似した過去の症例をいろいろな成書から探し出し、症例写真を参考に、手術時のイメージを描く（図2-1-1）。また最近では、動画等も豊富にあるため、「まねる」が容易にできる環境は整っている。さらに、処置部位の模型を作製し、それらを用いて切開ライン、移植片採取部位の確認やその量や位置づけなどを確認しておけば、おのずと術後の結果は変わる（図2-1-2）。

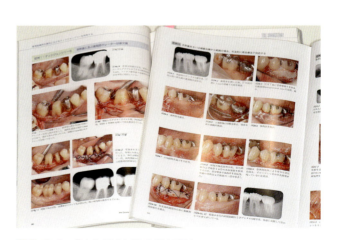

図2-1-1 「まねる」ための教材探し。

Do（実行）

手術をイメージどおりに進められたらよいのだが、最初のうちは、なかなかそうはいかない。出血のコントロールができず、術野を十分確認できずに終わってしまうことや、部分層弁を思うように形成できず結果がともなわないこともある。手術を普段の診療と同様に平常心で行うには、1つの術式に関して最低10症例を施術する必要があると考える。平常心で臨むことで、自信をもって自分の思うように処置を進められるようになる。

Check（評価）

実践では、ただやみくもに症例をこなすのではなく、術中写真を撮り（図2-1-3）、それらを処置後に見返すと良い。自分の癖や術中に見えていないことがより鮮明にわかり、振り返って反省できる最良の機会である。また、自分で見返すだけでなく、指導者から指摘を受けることも重要である。そのためには、信頼できる指導者を見つけ、自分の欠点をより明確にする必要がある（図2-1-4）。

Action（改善行動）

行った実践を自分で振り返り、他人にも評価をしてもらう。それらを次の処置に活かすことでラーニングカーブは加速度的に上昇する。その中で同じミスを繰り返さないこと、より結果が良くなるように改善点を工夫することが、次なる患者のため、自分自身の成長のために非常に大切である。

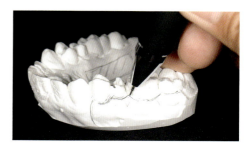
図2-1-2　模型を用いてイメージトレーニング。

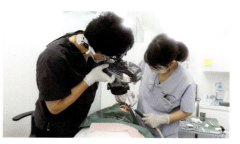
図2-1-3　術中写真撮影。

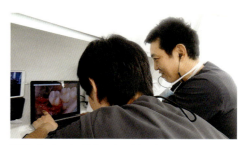
図2-1-4　処置後の振り返り。

3.「科学性」とPDCAサイクル

よく「科学性」という言葉を耳にすると思う。科学性とは、同じコンセプトに基づいて治療を行えば、誰が行っても同じ結果が得られるということである。これには、いかに事前準備が整えられているかが重要で、Planから始まるPDCAサイクルを継続して回すことで初めて成果に結びつくと考える。一流の人ほどこのサイクルが回っているかどうかを意識している。PDCAサイクルを活用することで、あらゆる物事は常に改善され続け、一定の成果を確実に出すことができると考える。

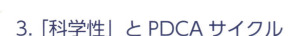

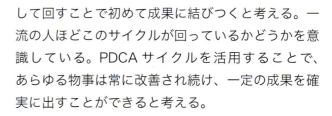

臨床が変わる ココ がポイント！

PDCAサイクルが臨床を変える
P：術前はイメージトレーニングをしっかりと行う
D：平常心で処置を行うには、まずは10症例をこなす
C：自分で振り返り、他人に評価してもらう
A：同じミスを繰り返さず、改善点を工夫する

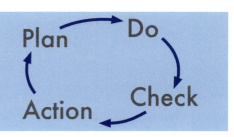

Chapter 2-2 何のために歯周外科を行うの？非外科の限界を知ろう！

1. 歯周基本治療の意義

　歯周治療の目的は健全な歯周組織を取り戻すことであるが、いかなるケースにおいても、いきなり歯周外科処置を行ったりすることはない。まずは歯周基本治療を行い、再評価をすることが重要である。

　その際、歯周組織が健全な状態になり、かつ長期的に維持できるならば、非外科的なアプローチでもまったく問題はなく、患者にとっても侵襲の少ない治療のほうが望ましい。

　図2-2-1a〜dは初診時26歳の女性、主訴は歯肉からの出血だが、問診では出血が怖くてブラッシングできないとのことであった。歯周基本治療として、ブラッシングについての認識を改めていただいたうえで、患者教育とブラッシング指導、SRPを行い、再評価を行った。

　こだわりペリオではメインテナンスに移行できる望ましい条件として、以下の項目を挙げている。

①プロービング時に出血がない
②垂直的な骨欠損や、歯槽骨レベルに極端な段差がない
③根分岐部病変がない
④歯肉歯槽粘膜に問題がない
⑤咬合が安定している
⑥歯の動揺がコントロールされ、安定している

　本症例はこれらの条件をほぼ満たしていたため、メインテナンスに移行し、その後良好な経過をたどっている。このように、歯周基本治療のみで解決できるケースは多く、できるだけこの範囲でメインテナンスに移行できるよう、早期に発見、介入すべきである。ただし、歯周ポケットが深くなればなるほど、歯周基本治療のみでは予後は不確実となり、SRPを行ったにもかかわらず歯周病が進行してしまうことも少なくない。では、どのような状況において歯周外科処置が必要になるのだろうか。

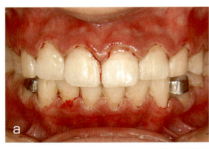
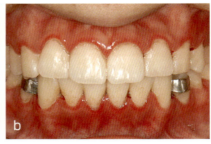
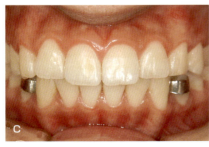
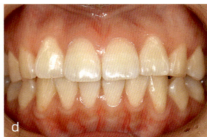

図2-2-1a〜d　a：初診時、歯肉の発赤、腫脹、自然出血が見られた。b：患者教育、ブラッシング指導後、歯肉の炎症が限局的になり、隠れていた歯石が見えてきた。c：スケーリング、ルートプレーニング後。さらに歯肉の炎症は消退し、プラークコントロールも良好になってきた。d：メインテナンス5年後の状態。炎症のない、健全な歯周組織が維持できている。

2. 非外科的歯周治療の限界

歯周病は図2-2-2に示すように、その発症には多因子がかかわる疾患であるが、治療法となると、バイオフィルムの除去がもっとも効果的である。また、環境要因、たとえば喫煙者であるということに対しては当然禁煙を勧めるべきであり、治療の効果を左右する重要な因子ではあるが、これに直接われわれが手を下すことは困難である。われわれが除去をすべき病因は、やはりバイオフィルムということになる。また、プラークや歯石といったバイオフィルムが多い場所、その共通項は清掃しにくいということである。それゆえ、図2-2-3a～dに示すような不適合補綴装置などの医原性要因は極力つくらない、または除去すべきである。

またもっともアプローチの難しい部位であり、歯周炎進行の最前線でもあるのが歯周ポケットである。この部分のデブライドメントの方法に非外科的なアプローチ（SRP）と、外科的なアプローチの2種類があるが、おのおのの効果とその限界についてはどうであろうか。

まずは歯肉縁下のSRPであるが、熟練した歯科衛生士でも確実に除去できる歯周ポケットの深さは3.73mmと意外に浅い[1]。言い換えると、4mm以上の歯周ポケットになると取り残す可能性が高いといえる。ただし、近年拡大鏡やマイクロスコープ

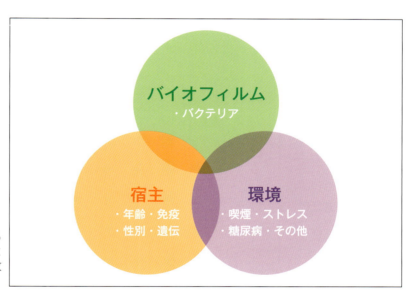

図2-2-2 歯周病の病因論。多因子疾患であるが、バイオフィルムの存在なしに進行することはなく、またバイオフィルムの除去によって改善する。

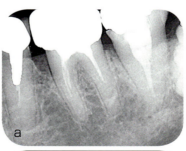
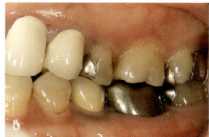
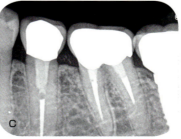
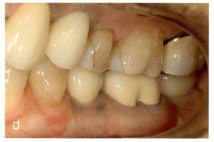

図2-2-3a～d 医原性要因である不適合修復物が間接的要因となって歯周組織が破壊された症例。a、b：初診時。|6部に不適合なクラウンとその直下に垂直性骨吸収像を認める。c、d：不適合なクラウンを除去、歯周外科処置にて確実にデブライドメントを行った。SPT後9年経過時。安定した状態を保っている。

を用いることでSRPの正確性が高くなり、より深い歯周ポケットでも除去できる可能性はある。

また、Mellonigら[2]は、フラップ手術とSRPの効果を歯周病専門医と一般開業医で比較し、歯周ポケットが深くなるほど、非外科的療法でのデブライドメントは不確実になると述べている。さらにこの傾向は複根歯で顕著で、4〜6mmの歯周ポケットにSRPを行った場合、歯周病専門医でも完全に除去できたのは25%以下で、開業医のFOPのほうが有効であったと報告している（図2-2-4）。

このように、非外科的歯周治療では歯周炎の原因であるバクテリアを確実に除去することが難しく、それゆえ治療後のSPTにおいても、再発のリスクが高くなる。これらのことから、4mm以上で活動性（BOP(+)）のポケットでは、歯周基本治療のみではプラークコントロールしにくい部位が残るため、歯周外科処置の適応と考えられる。

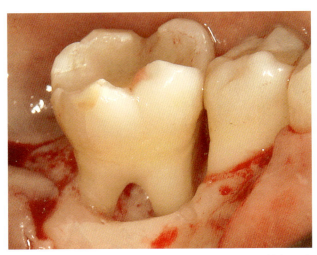

図2-2-4　大臼歯の根分岐部病変を示す。この分岐部の内側のconcave形態を非外科的にデブライドメントするのは、ほぼ不可能といえる。

3. 歯周外科処置の目的

Mellonigら[3]の報告にもあるように、歯周外科処置を行えばデブライドメントが確実に行える。さらに切除療法の場合、術後プラークコントロールのしやすい環境に整えることが可能である。具体的には、骨外科処置による骨の平坦化、apically positioned flap（APF）による生物学的幅径の再獲得のほか、表2-2-1のような目的がある。歯周外科処置を行ったほうが、非外科的歯周治療よりも7年後のアタッチメントロスが起こりにくかったという報告[4]もあるように、デブライドメントを確実に行い、かつ切除療法によって歯周ポケットをなくすことができれば、その後のメインテナンスは非常に安定し、長期的な予後が期待できる（図2-2-5a〜g）。

これらのことから、中等度から重度の歯周病においては、歯周外科処置にて確実に病原物質を除去し、かつ術後に清掃しやすい口腔内環境を構築することが重要と考えられる。

表2-2-1　歯周外科処置の目的

1.	プラーク、歯石の除去
2.	歯周ポケットの除去、減少
3.	生理的な骨形態の獲得
4.	付着歯肉の獲得
5.	審美性の回復（根面被覆、歯頸線の調整など）
6.	歯周組織の再生
7.	生物学的幅径の再獲得

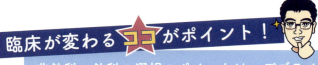

臨床が変わるココがポイント！
非外科、外科の選択のポイントは、デブライドメントがどこまでできるかである。

2-2 何のために歯周外科を行うの？ 非外科の限界を知ろう！

切除療法にて対応した症例（図2-2-5a〜g）

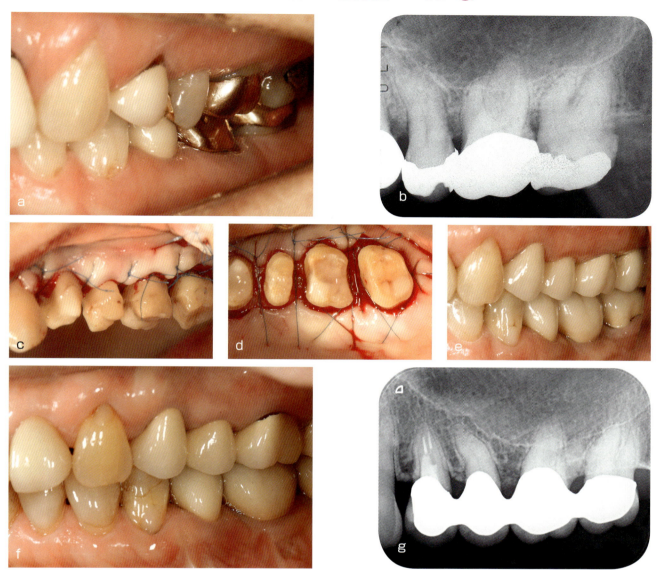

図2-2-5a〜g a、b：初診時の口腔内所見とX線写真。不適合補綴装置、歯肉縁下カリエスと中等度歯周炎を認めた。c、d：歯周外科処置時の所見。骨外科処置をともなうAPFで対応。e：補綴装置装着時。歯周組織の炎症は消退している。f、g：術後10年の状態。歯周組織は安定し、X線的にも歯槽頂部の骨レベルに変化はない。

〈参考文献〉
1) Stambaugh RV, Dragoo M, Smith DM, Carasali L. The limits of subgingival scaling. Int J Periodontics Restorative Dent 1981; 1(5): 30-41.
2) Brayer WK, Mellonig JT, Dunlap RM, Marinak KW, Carson RE. Scaling and root planing effectiveness: the effect of root surface access and operator experience. J Periodontol 1989; 60(1): 67-72.
3) Fleischer HC, Mellonig JT, Brayer WK, Gray JL, Barnett JD. Scaling and root planing efficacy in multirooted teeth. J Periodontol 1989; 60(7): 402-409.
4) Kaldahl WB, Kalkwarf KL, Patil KD, Molvar MP, Dyer JK. Long-term evaluation of periodontal therapy: II. Incidence of sites breaking down. J Periodontol 1996 ;67(2):103-108.
5) Wolf HF, Klaus EM, Rateitschak H. 日本臨床歯周病学会（監修），加藤熙，大口弘和（総監訳），船越栄次，川崎仁，鈴木文雄（監訳）．ラタイチャーク カラーアトラス歯周病学　第3版．京都：永末書店，2008.

Chapter 2-3 本当は簡単! 部分層弁、意外に難しい! 全層弁

1. いつ使う？ 全層弁・部分層弁の使い分け

　全層弁、部分層弁とは、歯周外科処置における歯肉弁の剥離法である。剥離を習得するにはそれぞれの歯周外科処置の用途・目的を理解し選択しなければならない。

　まず「組織付着療法」のひとつであるオープンフラップや modified Widman flap の目的は、できるだけ組織の温存を考え、かつ歯周ポケットを"減少"させることであり、剥離方法は全層弁で行う。

　一方、組織を切除し、歯周ポケットの"除去"、生物学的幅径（biologic width）[3] の獲得を目的とする「切除療法」においては apically positioned flap（APF）[4] を選択し、剥離方法は部分層弁で行う。

　ただし、全層弁、部分層弁の使い分けは頬側のみで行い、舌（口蓋）側はいずれの術式においても、全層弁で行う。

2. そのメスの傾き、あっていますか？

　切開・剥離は一連の流れを理解したうえで行う必要がある。全層弁にて行う組織付着療法は、頬舌側（口蓋側）ともに歯肉辺縁から歯槽骨頂に向けメスを挿入する。その際、メスの角度は歯軸に平行かやや外側に傾け、歯肉組織を可及的に温存し内縁上皮の除去にとどめる（図 2-3-1a～c）。

　部分層弁にて行う切除療法は、切除後の薄い歯肉弁を根尖側へ移動し、骨面に緊密に適合させるため、頬舌側（口蓋側）ともに歯肉の厚みのコントロールが重要になる。切開は歯根から一定の距離を離しつつ歯肉が均一な厚みになるようにメス刃を動かす。特に上顎の口蓋側は歯肉が厚いため挿入角度が難しい。歯槽頂を予測して口蓋の傾きに平行になるようにメスを挿入し、1.5mm 程度の均一な歯肉弁の厚みを目指す（図 2-3-2a～d）。

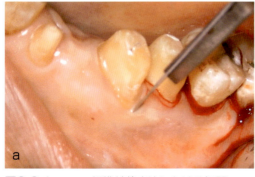 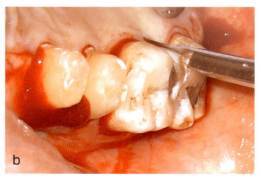 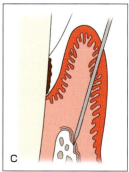

図2-3-1a～c 組織付着療法における切開。a：頬側の切開、b：口蓋側の切開、c：切開のイメージ（参考文献 1 より引用）。歯周ポケットの減少を目的とする場合は、頬・舌（口蓋）側ともにメスの角度は歯軸と平行かやや外側に傾けるように意識する。切開した歯肉弁の断端は、ある程度厚みができる。

2-3 本当は簡単！部分層弁、意外に難しい！全層弁

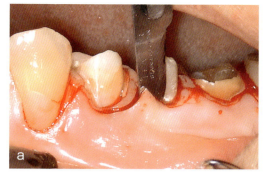
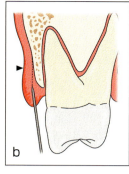
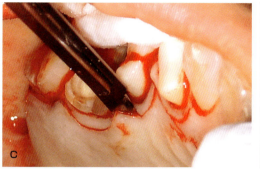
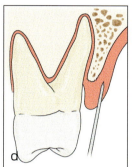

図2-3-2a〜d　切除療法における上顎の切開。a：頰側の切開、b：頰側の切開イメージ（参考文献1より引用・改変）、c：口蓋側の切開、d：口蓋側の切開イメージ（参考文献1より引用・改変）。歯周ポケットの除去を目的とする場合は、歯肉を均一な厚みにして根尖側に移動させる必要がある。特に歯間乳頭部と上顎口蓋側は厚くなりやすいため、メスの角度、進め方に注意が必要である。全層弁とは異なり、メスの刃先を歯軸に対しやや外側に傾けるイメージをもつ。

3. 歯肉弁の穿孔を起こさないコツとは？

切開に続いて「剥離」を行うが、全層弁は骨膜剥離子を用い骨膜ごと骨面から歯肉弁を剥離し、歯根や歯槽骨へのアプローチを可能にする剥離法である（図2-3-3）。部分層弁は、切開の延長でメスを用いて歯槽粘膜下の組織を切離し、歯槽骨上に骨膜を含む結合組織を一層残す剥離法である。一般的には、全層弁は簡単で、部分層弁は難しいと思われがちだが、全層弁を剥離する場合、骨膜の付着が強固で骨面上に骨膜が残ってしまうことも少なくない。完全に骨膜を剥離する、という点では全層弁は難しいといえる。

部分層弁は骨膜上にメスを挿入しスライドさせることで、自然と剥離が進み部分層弁が形成される。しかし、メスで剥離を行うがゆえに方法を誤ると弁の穿孔や断裂を引き起こし、その後の治癒への影響が全層弁の損傷の場合よりも大きくなる。

そのため、部分層弁に対して苦手意識を抱く歯科医師が多いのではないだろうか。

部分層弁形成の際、歯肉弁への穿孔を意識するため慎重になりがちだが、メス刃の進め方や歯頸部から歯肉歯槽粘膜境（以下、MGJ）までの形状を把握することで、比較的簡便に穿孔のない部分層弁を形成することが可能となる。次に、実際の手順を通じて部分層弁の形成方法をより詳しく解説する。

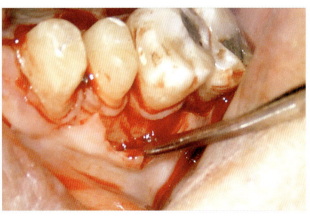

図2-3-3　全層弁の剥離。骨膜剥離子をしっかりと骨面に当て、剥離子の先端を回転させるようにしながら歯肉弁を翻転していく。

> 臨床が変わる ココ がポイント！
> 部分層弁の形成はメスの切れ味がカギ。早め早めの交換を！

4. 意外に簡単！ 部分層弁形成の実際

　以下のステップに沿って処置を進めることで、部分層弁を安全に形成することができる。

（1）前述した切開時のメスの角度を意識し、部分層弁を形成する範囲の MGJ 直上 1mm まで切開を行う（一次切開、図 2-3-4a）。

（2）ピンセットで歯肉弁を把持し、MGJ 下の縦切開部からメスの刃先を歯冠側に向け術野に挿入する。

（3）付着している MGJ 部の骨膜を歯槽粘膜側からメスで"切り上げて"いき、形成する範囲すべての歯肉弁を骨膜から切離する（図 2-3-4b）。
　MGJ は歯肉が薄いため、粘膜部から切り上げるようにアプローチしたほうが穿孔しにくい。また、メスを進める際も歯肉弁内面（骨面）を見ながら行うのではなく、歯肉弁の外からメスの刃先を確かめながら進めることで穿孔を回避することが可能となる。

（4）部分層弁の形成後、歯肉弁を根尖側へ移動するために、根尖部付近の歯槽粘膜下組織に、減張切開を入れる（図 2-3-4c）。

（5）すべての歯に対し歯肉溝切開（二次切開）を入れ、歯周靱帯を離断する。

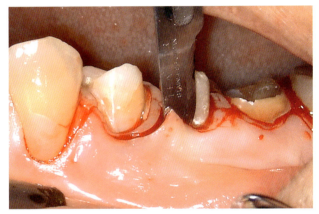
図2-3-4a　部分層弁形成のための一次切開。

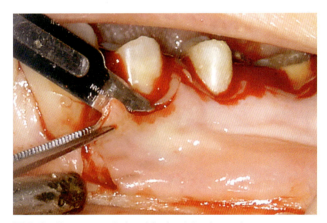
図2-3-4b　MGJ を歯冠側に切り上げていく。

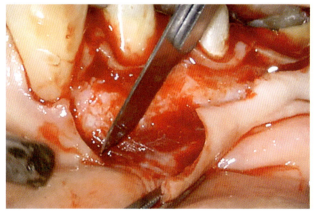
図2-3-4c　根尖側の減張切開。

2-3 本当は簡単！部分層弁、意外に難しい！全層弁

（6）骨頂から3mm程度根尖側の骨膜に対し、骨面に達する水平切開（三次切開）を入れ、歯冠側の骨膜を歯冠部周囲組織ごと除去する（図2-3-4d）。

（7）根尖側の骨面に骨膜が残っている部分層弁が形成される（図2-3-4e）。

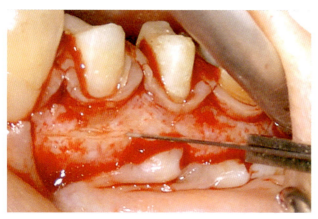

図2-3-4d　歯冠部周囲組織を除去するための三次切開。

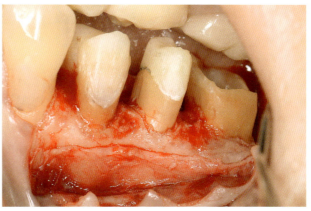

図2-3-4e　形成された部分層弁。

こだわり"ペリオ"テクニック

部分層弁の形成は、歯肉弁の内面（骨面）を見ながら行うのではなく、歯肉弁を閉じたまま慎重にメスを進め、穿孔に注意する。

〈参考文献〉
1) 小野善弘, 宮本泰和, 浦野 智, 松井徳雄, 佐々木 猛. コンセプトをもった予知性の高い歯周外科処置. 改訂第2版. 東京：クインテッセンス出版, 2013.
2) Ramfjord SP, Nissle RR. The modified Widman flap. J Periodontol 1974;45(8):601-607.
3) Nevins M. Attached gingiva--mucogingival therapy and restorative dentistry. Int J Periodontics Restorative Dent 1986;6(4):9-27.
4) Nabers CL. Repositioning the attached gingiva. J Periodontol 1954;25:38.
5) 大川敏生. 歯周外科を見直そう！第1回　切開・剥離の基本. the Quintessence 2016;35(2):162-167.

Chapter 2-4 骨外科処置は、支台歯形成と思え！

1. 骨外科処置と支台歯形成の共通点とは？

骨外科処置[1〜3]とは、歯周病に罹患し深い歯周ポケットとともに歯槽骨の形態異常をともなっている箇所に対し、骨整形や骨切除を行うことにより歯槽骨を生理的な骨形態に整えることをいう。

では、なぜ骨外科処置が必要なのか。PapapanouとWennström[4]の研究によれば、水平的・垂直的な骨吸収をともなう非生理的な骨形態が歯の予後に影響を与えると結論付け、特に垂直的骨吸収は将来的な歯の喪失の危険因子となりうるとした。

それらを回避するためにも、骨外科処置による生理的な骨形態の付与が必要であり、これにより永続性のある治療結果を得ることができると考える。

さて、骨外科処置と支台歯形成、この二者に共通する点はどこにあるだろうか。それは、処置後の確認方法にある。支台歯形成後の形態確認は、唇頬側から歯軸との平行性、近遠心から唇頬側の削除量、さらに咬合させて対合とのクリアランス量を確認するというように、一方向からではなく多方向から確認をとる。同様に、骨外科処置後も、後述するいろいろな方向から確認する必要がある。

2. 骨外科処置のゴールをイメージする

実際には、①頬舌側、②咬合面、③近心の3方向から骨形態を確認する。骨外科処置を行うにあたり、まずは、そのゴールをイメージする必要がある。歯周病に罹患していない健康な歯槽骨の形態「生理的な骨形態」を参考に解説する（図2-4-1）。

1）頬舌側面観

歯間部の骨は頬側中央部の骨よりも歯冠側に位置し、いわゆるスキャロップ形状をとっており、セメント-エナメル境（以下、CEJ）と相似形である。

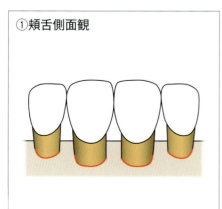
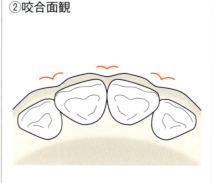
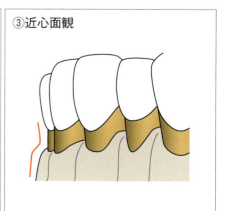

図2-4-1　生理的な骨形態を確認する方向。骨外科処置後は①頬舌側、②咬合面、③近心の3方向からの確認が必要である。

歯間部と頬側中央部の高さの差は、歯槽骨の厚みや歯の形態によって異なる。

2）咬合面観

歯根部には根の豊隆、歯根と歯根の間には陥凹があり咬合面観では凹凸がある形状を呈する。これは、特に前歯部において顕著に認められる。

3）近心面観

歯頸部付近には極端な骨の段差がなく、自然な食物の流れを阻害しない移行的な形態をとる。特に、大臼歯部頬側に認められる棚状の骨は、プラークや食渣の停滞しやすい形態となるため骨外科処置により改善が必要である。

こだわり "ペリオ" テクニック

骨外科処置後の確認は、①頬舌側 ②咬合面 ③近心 の3方向から行い、"流線型" をイメージして！

---

3. 骨外科処置の実際

骨外科処置では、1歯単位での生理的な骨形態の付与と、歯列全体での周囲歯槽骨を連続性をもって移行的になるように形態修正する意識をもつことが重要である。

臨床でよく遭遇するのが、隣接面部のクレーター状の骨欠損である（図2-4-2a、b）。この部位はコルと呼ばれ、炎症の初発部位となることが多くクレーターができやすい。それを生理的な形態にするには、歯間部においてクレーターの底部が頂点となるように頬舌方向に骨を削除し、CEJと平行に凸型になるように形態修正する。

その後、頬舌側歯頸部に残った骨を削除し、頬側中央部が歯間部より根尖側に位置するようにスキャロップ形状を付与する（図2-4-3a～e）[5]。

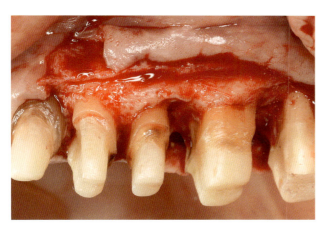

図2-4-2a 骨外科処置前。歯間部に浅いクレーターが確認できる。

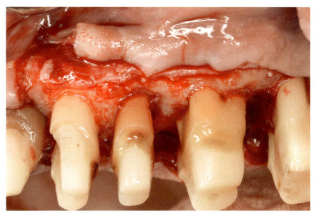

図2-4-2b 骨外科処置後。クレーターの底部が頂点となるように周囲歯槽骨を形態修正する。

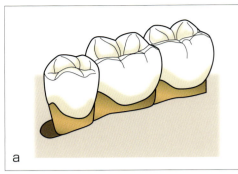
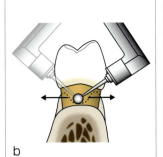
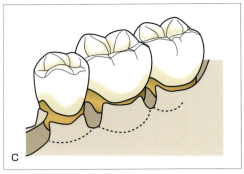
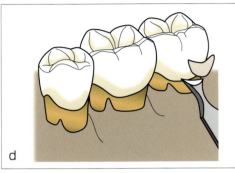
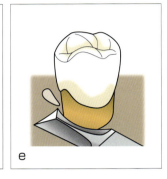

図2-4-3a〜e 骨外科処置の手順（a〜eの順番）。ダイヤモンドのラウンドバーを用い、クレーターの底部が頂点となるように頬舌側の骨のピークを切除する。その後、頬側・舌側に残った薄い骨をバーやチゼルなどを用いスキャロップ状に形態修正していく（参考文献5より引用）。

4. 骨外科処置前に確認すべきこと

歯周病は、歯槽骨の吸収をともなう「骨の病気」であるがゆえに、歯槽骨に対するアプローチは必要不可欠である。しかし、単にクレーターや欠損があれば骨を整えればよいというものではなく、審美面・機能面や根分岐部の開口部、隣在歯の骨レベルとの兼ね合いなど、処置前に考慮しなければならない事項が数多くあり、意外に奥深く複雑な処置である。

また、歯周組織再生療法により骨再生も可能となった現在、"骨を作る"再生療法か、"骨を削除する"切除療法かの適応症例の見極めは、非常に重要である。

そのため、歯周外科処置の計画を立てる際には、デンタルX線検査に加えコーンビームCTなども併用し、正確な骨形態の診査・診断に基づき、骨外科処置を行うことをお勧めしたい（Part4-Chapter2 ─切除療法と再生療法！？ どちらもゴールは生理的骨形態─参照）。

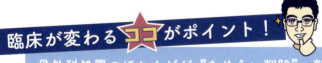

骨外科処置のほとんどが"ためらい削除"。削り過ぎぐらいがちょうどいい！！

2-4 骨外科処置は、支台歯形成と思え！

〈参考文献〉
1) 小野善弘, 宮本泰和, 浦野 智, 松井徳雄, 佐々木 猛. コンセプトをもった予知性の高い歯周外科処置. 改訂第2版. 東京：クインテッセンス出版, 2013.
2) 松井徳雄, 神山剛史, 成 仁鶴, 関根 聡, 寺尾 豊. 骨外科処置の有効性を検証する. 安定した歯周組織の確立に向けて. the Quintessence 2013;32(9): 72-89.
3) 山本浩正. イラストで語るペリオのためのバイオロジー. 東京：クインテッセンス出版, 2002.
4) Papapanou PN, Wennström JL. The angular bony defect as indicator of further alveolar bone loss. J Clin Periodontol 1991;18(5):317-322.
5) 大川敏生. 歯周外科を見直そう！ 第2回 骨外科処置の基本. the Quintessence 2016;35(4):204-209.

Chapter 2-5 こだわりペリオの縫合法を身に付けよう!

1. "縫合"とは、組織を安定させること

　Part 2 では、歯周外科処置に必要な「切開」「剥離」「骨外科処置」にフォーカスを絞りまとめた。「切開」を歯周外科処置の最初と位置付けるなら、「縫合」は、最後の処置といえる。縫合の目的は、組織を"しばる"ことではなく、術者が望む位置に"安定させる"ことである。また、縫合方法は数多くあるが、歯周外科処置においては、術式の違いによって選択する縫合方法が異なる。そのような視点からも縫合に関して解説する。

> **臨床が変わるココがポイント!**
> 縫合とは決して組織を"しばる"のが目的ではなく、術者が望む位置に"安定させる"ことが目的となる。

2. 使用する材料とインスツルメントがカギを握る!

　縫合をスムーズに行うためには、縫合針・縫合糸と使用するインスツルメントの選択が重要である。処置に適したものを選択することで、組織に損傷を与えることなく適切に処置でき、術者のストレスも軽減できる。

　縫合針は 3/8 弱湾曲の逆三角針を選択し、骨膜縫合を行う際は針のサイズが「小」を用いることを推奨している。縫合糸は、太さが 4-0、素材はシルクを用いるのが一般的である(図 2-5-1)。ナイロン糸や吸収性糸も市販されているが、シルク糸はナイロン糸に比べ、プラークが付着しやすいものの緩みが少なく、また吸収性糸よりも、一定期間張力を保持できるメリットがある。

　症例により適材適所、使用する縫合針・縫合糸は異なるが、まずはこの組み合わせでの処置をお勧めする。

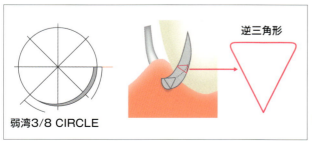

図2-5-1　3/8弱湾曲の逆三角針。針先がシャープで刺通性に優れ、組織損傷が最小限に抑えられる。

2-5 こだわりペリオの縫合法を身に付けよう！

一方、持針器は、カストロビージョ型がお勧めである（図2-5-2）。骨膜縫合のような繊細な縫合操作に適しており、「刺入」「骨膜を拾う」「運針」「針の持ち替え」など細かい操作をスムーズに行える。刺入時は、フリーハンドで行うのではなくピンセットで歯肉弁を把持し、意図した位置に刺入する。ピンセットは歯肉弁に傷を付けないように無鉤のもの、もしくはダイヤモンドコーティングしてあるものを使用することが望ましい。

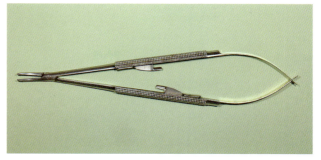

図2-5-2 カストロビージョ型持針器。繊細な縫合操作に適している。

3. ここがポイント！ こだわり縫合テクニック

歯周外科処置において、縫合にて適切に組織を安定させ処置を終えたにもかかわらず、意図した治癒経過をたどらないことがある。その原因のひとつに、基本ルールに則って縫合ができていないことが挙げられる。そこで、押さえておくべき、刺入・結紮のポイントをまとめる（図2-5-3）[1]。

（1）刺入は、角化歯肉内でかつ断端から3mm以上離した位置に行う

角化歯肉は、縫合時の張力に抵抗できる剛性があるため刺入に適している。また、歯肉弁の断端で細く血流の悪い先端部よりも、幅があり血流を遮断しにくい歯間乳頭基底部に刺入したほうが、治癒を阻害しない。また、何より歯肉弁の裂開を防ぐといった利点が挙げられる。

（2）刺入の角度は、歯肉弁に対してほぼ直角を目指す

直角に近い角度で刺入することで、組織を確実に把持でき、適度な張力で歯肉弁を安定させることができる。断端からの刺入する距離に注意するのと同様に、しっかりとした厚みを確保する必要がある。

（3）歯間部歯肉の中央に刺入し、歯肉弁の頂点を押さえる

縫合糸が近心または遠心側に寄ることで、歯肉弁が骨面に緊密に適合できなくなり、死腔をつくってしまう。歯肉弁の頂点を押さえることで、広い範囲で骨面に適合させ、組織を安定させることができる。

（4）指に軽く貧血帯ができる程度のソフトな力で、死腔のできない結紮を心掛ける

張力が強くなると、歯肉弁に貧血が生じ壊死を起こす可能性があり、また弱いと骨面との間に死腔ができ組織の安定が得られない。指に軽く貧血帯ができる程度が、適度な力と考える。

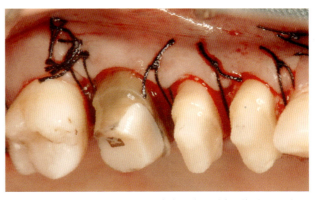

図2-5-3 骨膜縫合により歯肉弁を根尖側に移動。固定した状態。

こだわり"ペリオ"テクニック

縫合は、基本ルールを守って的確に！
①刺入点は角化歯肉内、かつ断端から「3mm以上」離す。
②刺入する角度は、歯肉弁に対してほぼ「直角」をめざす。
③歯間部歯肉の「中央」に刺入し、歯肉弁の頂点を押さえる。
④指に軽く貧血帯ができる程度の「ソフトな力」で結紮する。

4. 術式の違いで考える縫合方法

1）組織付着療法の縫合方法

Modified Widman flapなどの組織付着療法は、全層弁で剥離し、可能な限り歯周組織を温存する術式である（Part2-Chapter3―本当は簡単！ 部分層弁、意外に難しい！ 全層弁―参照）。したがって、歯肉弁を復位し、「単純結紮縫合」を用い、創面を可及的に閉鎖する。頬舌側に死腔をつくることなく歯肉弁を歯根や骨面に緊密に適合させ、適切な張力で結紮する（図2-5-4）[2]。この術式では、術後の治癒が比較的早期に得られ、根面の露出も最小限に抑えることが可能となる。

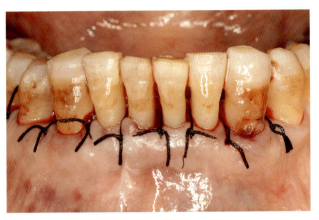

図2-5-4　単純縫合結紮後の状態。

2）切除療法の縫合方法

Apically positioned flapなどの切除療法は、唇頬側と上顎口蓋側で異なった縫合方法を行う。それぞれについて解説を行う。

(1) 唇頬側の縫合方法

部分層弁で剥離し、縦切開を併用することで歯肉弁を根尖側に移動する（Part2-Chapter3―本当は簡単！ 部分層弁、意外に難しい！ 全層弁―参照）。その際、骨膜を含む結合組織と歯肉弁を縫合する「骨膜縫合」を用い、歯肉弁を歯槽骨頂に固定する[2]。

図2-5-5aに示すように、針先を歯肉弁に対して直角に刺入し、針先で骨膜を拾い、骨面上を運針する。骨膜はかなり脆弱な組織で切れやすいため、非常に繊細な手技が要求される。仮に骨膜縫合を試みたものの骨膜が裂け、また歯肉弁を位置付けしたい直下に骨膜がない場合は、根尖側にある骨膜に縫合する（図2-5-5b）。

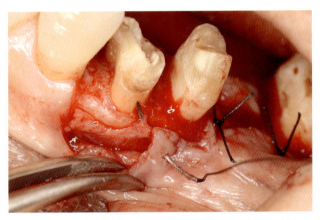

図2-5-5a　骨膜縫合は、歯肉弁と骨膜のそれぞれに刺入。結紮すると歯肉弁は歯冠側に上がるため、刺入時に歯槽骨頂より1mm根尖側から始め、結紮後に歯槽骨頂に位置付ける。

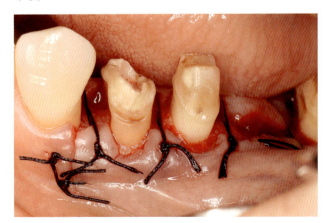

図2-5-5b　骨膜縫合後の状態。

（2）上顎口蓋側の縫合方法

骨膜縫合は、唇頬側にのみ行う縫合方法であり、上顎口蓋側においては、「垂直マットレス縫合」を用いる（図2-5-6）。

口蓋歯肉は、すべてが角化歯肉で構成されており比較的厚みもあるため、単純縫合では骨面に緊密に適合させるのが困難であり、適合度を上げるとともに骨面の露出を最小限に抑えるために行う。また、幅径の大きな大臼歯において、垂直マットレス縫合のみでは、歯頚部付近の適合を得るのが困難な場合がある。その際は、追加縫合として「水平マットレス縫合」を併用することで、より緊密に骨面に適合させ治癒促進を図ることが可能となる（図2-5-7a、b）。

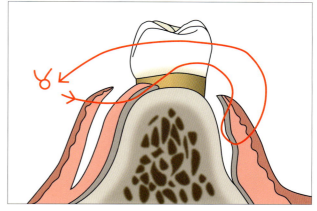

図2-5-6　垂直マットレス縫合。歯肉弁を骨面に緊密に適合できる[1]。

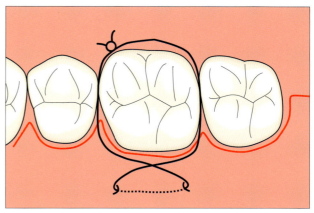

図2-5-7a　水平マットレス縫合。剥離をした根尖付近に水平に刺入し、歯間部を通し頬側で結紮する[1]。

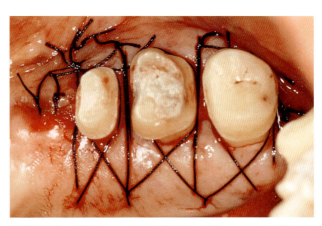

図2-5-7b　垂直マットレス縫合と水平マットレス縫合のコンビネーション。

〈参考文献〉
1）大川敏生．歯周外科を見直そう！　第3回　縫合の基本．the Quintessence 2016;35(6):206-211.
2）小野善弘，宮本泰和，浦野　智，松井徳雄，佐々木　猛．コンセプトをもった予知性の高い歯周外科処置．改訂第2版．東京：クインテッセンス出版，2013.

Chapter 2-6 ここで差がつく！安全確実な術後管理

1. 歯周外科処置後の術後管理

歯肉外科処置後、術後管理の方法によって治癒過程に大きな差が出る。せっかくていねいに縫い合わせた歯肉弁を術後すぐから不用意にブラッシングしたり、逆に必要十分なプラークコントロールが行われないということがあれば、理想的な治癒は望めない[1]。

使用材料や術式によってその対応は一様ではないが、本項では、術後の治癒が閉鎖創となるオープンフラップ、modified Widman flap（MWF）と、開放創になる apically positioned flap（APF）、free gingival graft（FGG）に分けて、創傷の治癒段階と対照しながら術後管理を解説する。

2. 閉鎖創および開放創の術式別術後管理

1）オープンフラップ、MWF（閉鎖創）

剥離した歯肉弁の断端同士を元の位置に復位させて縫合固定するため、緊密な閉鎖創になる。このためスムーズな治癒転帰をたどり、比較的短期間で通常のセルフケアに移行できる（図2-6-1a〜d）。

2）APF、FGG（開放創）

① APF（図2-6-2a〜f）

部分層弁によるAPFや遊離歯肉移植などは、創面が完全閉鎖されない開放創の治癒過程をたどる。歯肉弁の辺縁から新たな細胞が増殖し、創部を被覆して治癒するため、MWFなどに比べて約1週間ほど治癒は遅延する。

当日：術直後の常在菌の感染予防のために抗菌薬と消炎鎮痛剤の投与を行う。抗菌薬は血中濃度が速やかに上昇し抗菌スペクトルの広い薬剤を、患者のアレルギーなどを確認したうえで処方する。創部へのブラッシングは控え、他の部分は通常どおりのブラッシングを指示する。

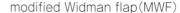

modified Widman flap（MWF）

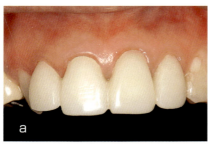
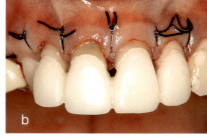
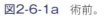

図2-6-1a 術前。
図2-6-1b MWF術直後。単純縫合により頰舌側の歯肉弁が緊密に閉鎖されている。

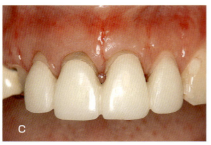
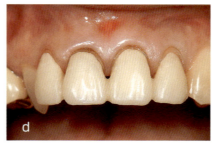

図2-6-1c MWF1週後。抜糸時。
図2-6-1d MWF3週後。創面はほぼ生着している。

翌日：創部の炎症が生じ腫脹が始まりつつある状況。洗浄消毒にとどめる。クロルヘキシジンなどによる緩やかな含嗽を指示する。
1週後：シルクの縫合糸はプラークが付着しやすいため、長期間糸を残しておくと治癒を阻害する。そこで局所の微小循環が再開されつつあるこの時期に、創面保護用のペリオドンタルパックを除去し抜糸を行う。必要に応じて再度ペリオドンタルパックをおよそ2週間を目安に行う。
2週後：上皮による初期の修復がなされたこの時期に、スーパーソフトブラシによるセルフケアを指導する。歯磨剤は使用せず、希釈したクロルヘキシジンなどの含嗽液にブラシを浸し、通常のブラッシングモーションでなく1方向になぞるようにブラシを当てる。
4週後：歯間部のプラークコントロールは重要であるが、歯間ブラシは力と方向のコントロールが困難なため、術後早期の歯間ブラシの使用は治癒の遅延や意図しない治癒形態を招く恐れがある。そこで、上皮どうしが確実に生着した4週目以降の時期に、歯間ブラシによるセルフケアを指導する。また、同時期にソフトブラシを普通ブラシに変更する。
② FGG（図2-6-3a～f）
FGGの場合も術後1週でペリオドンタルパックを除去し抜糸を行うが、このタイミングで創面が上皮でしっかり覆われていることは少ないため、再度ペリオドンタルパックを使用する。再パックは患者に疼痛を与える可能性があるため表面麻酔下で行うか、パックのキャタリストの量を減らし、軟らかめの状態で圧接するなどの配慮をする。また、供給側にはシリコーン膜付きのコラーゲンテープなどを縫合し、創面を保護する。

幼弱な上皮組織で被覆される術後2週に、ペリオドンタルパックを除去する。スーパーソフトブラシによるセルフケアは、ペリオドンタルパック除去時からさらに1週までの期間を目安に、治癒の状態を確認しながら指導する。

遊離歯肉を採取した供給側は、後出血に留意する必要がある。口蓋上皮のターンオーバーは特に早く、術後1週～2週程度で上皮に覆われ患者の自覚症状は薄れる。しかしこの時期の上皮はまだ脆弱であるため、過度なブラッシングや鋭利な食物（揚げ物の衣など）が接触することで出血することがあるため、あらかじめ患者に注意を促す。

術後5～6週の上皮組織が安定した時期に普通ブラシ、歯間ブラシによる清掃に移行する。

apically positioned flap（APF）

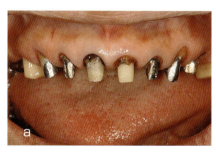
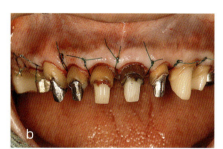

図2-6-2a　術前写真。
図2-6-2b　APF術直後（縫合時）。

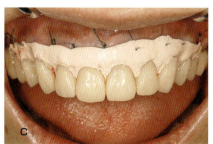
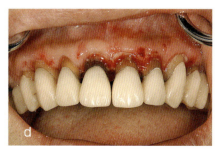

図2-6-2c　開放創を保護するために、ペリオドンタルパックを使用する。
図2-6-2d　APF1週後（ペリオドンタルパック除去・抜糸時）。

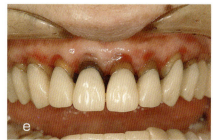
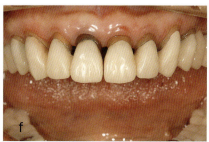

図2-6-2e　APF 2週後。創面が幼弱な組織で被覆されつつある。
図2-6-2f　APF4週後。創面は角化が進み、通常のブラッシングが行える状態となっている。

free gingival graft（FGG）

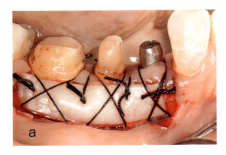
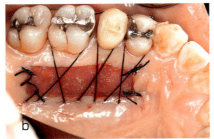

図2-6-3a　FGG術直後（受容側）。患者にはクロルヘキシジンなどによる含漱を指示する。

図2-6-3b　FGG術直後（供給側）。

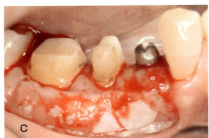
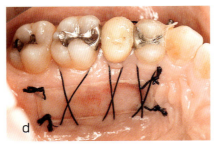

図2-6-3c　FGG1週後（受容側）。ペリオドンタルパック除去・抜糸時。まだセルフケアは含漱のみに限る。抜糸後、再度ペリオドンタルパックを使用する。

図2-6-3d　FGG1週後（供給側）。

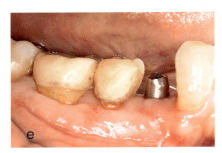
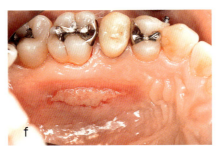

図2-6-3e　FGG2週後（受容側）。2回目のペリオドンタルパック除去時。移植片は生着しつつあり、ソフトブラシによるセルフケアを開始する。

図2-6-3f　FGG2週後（供給側）。

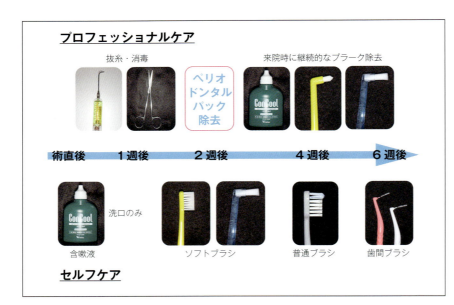

図2-6-4　開放創による処置後のプロフェッショナルケアとセルフケアのタイムチャート。

臨床が変わるココがポイント！
良好な治癒を促すためには術後2週間が大切。適切なツールを使用し、患者・術者双方からのプラークコントロールが重要である。

〈参考文献〉
1）Heitz F, Heitz-Mayfield LJ, Lang NP.Effects of post-surgical cleansing protocols on early plaque control in periodontal and/or peri-implant wound healing. J Clin Periodontol. 2004 Nov;31(11):1012-8

第3部

こだわりペリオの軟組織アプローチ

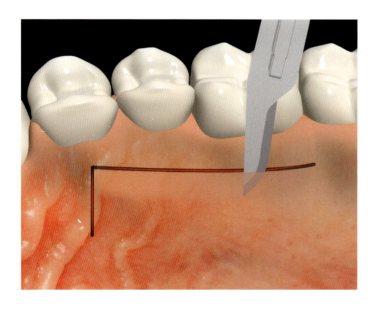

3-1 臨床が変わる！FGGのテクニック／52

3-2 こだわりペリオ 究極の上皮下結合組織採取法／56

3-3 CTGは難しい？根面被覆の難易度診断とフローチャート／60

3-4 根面被覆は矯正治療を助けるか？／64

3-5 失敗しないリッジオグメンテーション／66

3-1 臨床が変わる！FGGのテクニック

1. 遊離歯肉移植（free gingival graft：FGG）の有効性

　軟組織の環境改善には多くの治療方法が存在するが、なかでも遊離歯肉移植のテクニックはもっとも有効な方法のひとつである。

　1972年、LangとLöe[1]が、天然歯の周囲には2mm以上の角化歯肉が必要であると報告している。またMaynardとWilson[2]は補綴歯において5mmの角化歯肉と3mmの付着歯肉があるほうが臨床的に歯周組織の健康が維持されやすいことを提唱している。遊離歯肉移植は、角化歯肉の増大と付着歯肉の獲得、さらに骨外科処置を併用することで天然歯周囲のポケット除去を行うことができる。したがって、この術式を身につけると天然歯のみならず、インプラント周囲においても予知性の高い歯周環境を整えることができる（図3-1-1、2）。

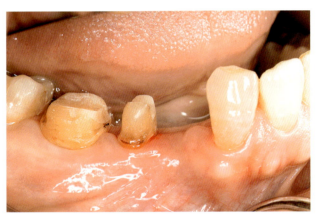

図3-1-1 診断。6 5|は補綴予定歯。|4|相当部分にはインプラントが埋入されており、この部分の二次手術を予定した。

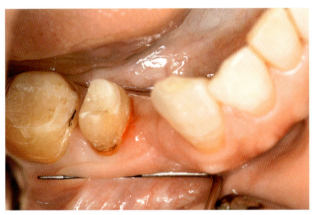

図3-1-2 術前。6 5 4|頬側は角化歯肉幅が1mmに対し歯肉溝は3mm存在したため、付着歯肉は存在しないと診断した。そこで付着歯肉の獲得を目的とし、二次手術と同時にFGGを選択した。

2. 受容床の形成

　採取した遊離歯肉は可及的に速やかに移植する必要があるため、移植片の採取に先立って受容床の形成を行い、必要量を把握しておく。

　残存歯の周囲は歯肉溝内切開、歯間部は水平切開を行う。また、移植予定部を限定するために|3遠心、6|遠心に縦切開を入れる。5mmの角化歯肉幅を得るために、術後の移植片の収縮を考慮して7mmの遊離歯肉移植を想定した。そこで、受容側は縫合時に根尖側の骨膜を拾って移植片を固定できるように9～10mmの幅で形成する（図3-1-3）。

3-1 臨床が変わる！ FGGのテクニック

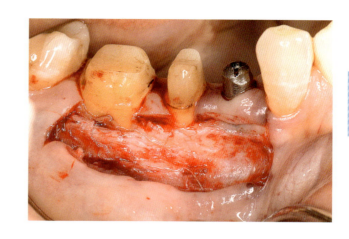

図3-1-3　部分層弁にてフラップを剥離し受容床を形成。

臨床が変わる ココ がポイント！
受容床形成ではパーフォレーションを恐れる必要なし。それよりも骨膜を均等に一層残そう！

3. 移植片の採取

前述のように、補綴物周囲には5mmの角化歯肉と3mmの付着歯肉が欲しいところである。しかし移植片は必ず収縮するため、その収縮量を配慮して採取する必要がある。

(1) 移植片の幅

Silvaら[3]は下顎前歯部に移植した遊離歯肉が約30%の収縮を示したと報告している。つまり、術後5mmの角化歯肉幅を得るために、採取する移植片は7mmの幅が必要ということになる（図3-1-4）。

(2) 移植片の厚み

Mörmannら[4]は遊離歯肉移植術に約1mmの移植片を用いた場合、それより薄い移植片の場合よりも有意に少ない収縮率を示したと報告している。このことから術後の組織の安定を図るために約1〜1.5mmの移植片の厚みが推奨される（図3-1-5）。

また、採取部位は、原則的に受容床と同側の口蓋歯肉、口蓋皺壁より後方の上顎4部から7部の近心までの間から採取する（図3-1-6）。

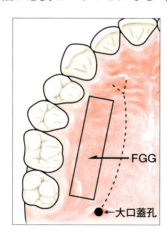

図3-1-4　FGGの採取部位[5]（小野善弘らコンセプトをもった予知性の高い歯周外科処置改訂第2版より引用）。上顎第一小臼歯部から第二大臼歯部にかけて、口蓋歯頸部より3mm離れて採取部位を設定する。深層にある大口蓋神経血管束に注意（点線で示す）。

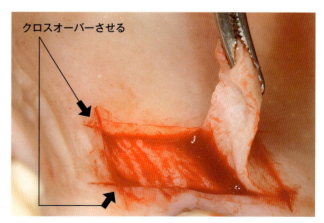

図3-1-5　口蓋から移植片を採取。受容床のサイズに合わせた型紙を作成しておく。型紙を口蓋にあてがい、これに沿って必要な厚み（約1mm）まで切開を入れて剥離する部分を限定しておく。この際、長方形の四隅をクロスオーバーさせておく（↑）と移植片を切離しやすい。また、断端をピンセットで引っ張り切開部分にテンションをかけ、近心から遠心へ向かって厚みが均等になるようにメスを進めていく。

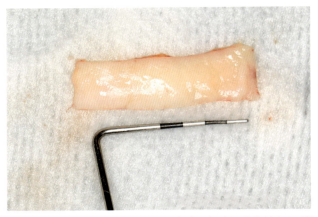 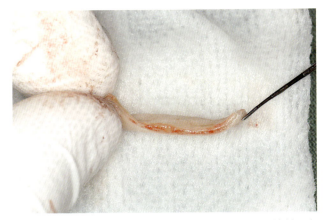

図3-1-6a、b 採取した遊離歯肉片。切除面をトリミングし、脂肪組織を除去するとともに受容床の骨膜との間に死腔ができないよう平坦な面に仕上げる。

4. 移植片の固定

　移植片の中心部から刺入し、骨膜縫合で固定したのち、根尖側の骨膜を拾い、残存歯に引っ掛ける水平クロスマットレス縫合を行う。この際、骨膜と移植片の間に死腔を生じないように注意する。移植片の下端は縫合していない。縫合後、頬粘膜を動かした際に移植片が動いていると、食事や会話などの下顎運動時に揺さぶられ、移植片の定着が困難になる。

　受容側は術後開放創になるため、創面の保護と移植片の固定を目的にペリオドンタルパックを圧接する。舌側歯頸部にもパック材を置き、鼓形空隙を介して頬舌的につないでおくと脱離しにくくなる。

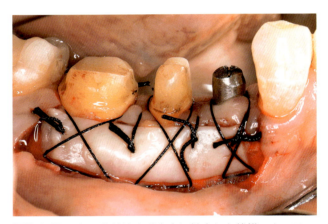 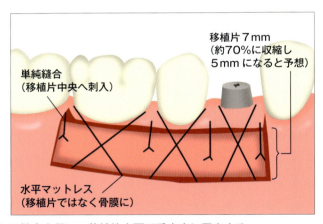

図3-1-7a、b 移植片を受容床に縫合した状態。クロスマットレス縫合を行い、移植片を面で受容床に固定する。

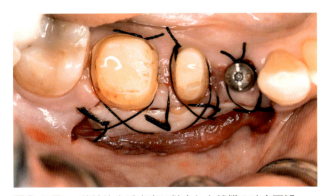 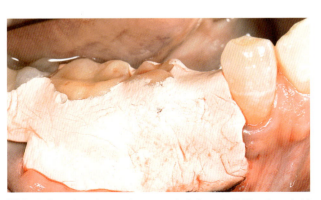

図3-1-7c 移植片を受容床に縫合した状態の咬合面観。

図3-1-8 ペリオドンタルパックを行った状態。しっかり圧接して移植片を固定する。

3-1 臨床が変わる！ FGGのテクニック

5. 供給側

採取した遊離歯肉と同サイズのコラーゲン膜を置き、四隅を単純縫合したのち残存歯の歯頸部に糸を回し、水平マットレス縫合にて固定。創面の保護と、止血を行う。

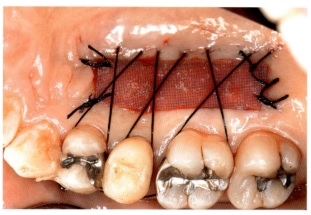
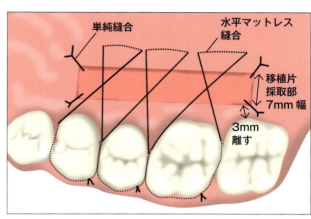

図3-1-9a、b　供給側の処置。コラーゲン膜を縫合固定し、不快感と疼痛を軽減する。

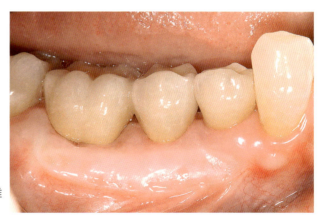

図3-1-10　補綴修復終了後1年経過時。十分な角化歯肉幅が維持されている。

〈参考文献〉
1) Lang NP, Löe H. The relationship between the width of keratinized gingiva and gingival health. J Periodontol 1972;43(10):623-627.
2) Maynard JG Jr, Wilson RD. Physiologic dimensions of the periodontium significant to the restorative dentist. J Periodontol 1979;50(4):170-174.
3) Silva CO, Ribeiro Edel P, Sallum AW, Tatakis DN. Free gingival grafts: Graft shrinkage and donor-site healing in smokers and non-smokers. J Periodontol 2010;81(5):692-701.
4) Mörmann W, Schaer F, Firestone AR. The relationship between success of free gingival grafts and transplant thickness. Revascularization and shrinkage--a one year clinical study. J Periodontol 1981;52(2):74-80.
5) 小野善弘, 宮本泰和, 畠山善行, 松井徳雄. コンセプトをもった予知性の高い歯周外科処置. 改訂第2版. 東京：クインテッセンス出版, 2013:242-253.

Part **3** | Chapter **3-2** | こだわりペリオ 究極の
上皮下結合組織採取法

1. 初心者からベテランまでの上皮下結合組織移植

　上皮下結合組織移植（subepithelial connective tissue graft：以下、SCTG）の術式を習得することは、日常臨床の幅を広げることにつながり臨床上、大きなアドバンテージとなる。しかし、供給側から良質で十分な量の結合組織を採取することは、初心者にとっては難易度が高く、越え難い大きなハードルに感じることもあるだろう。また、ベテランの歯科医師でも術後の治癒の早さや瘢痕組織の少ない審美的結果にこだわって日々試行錯誤しているのではないだろうか。これらを解決するためには、供給部位となる口蓋や上顎結節部などの正しい解剖学的知識や結合組織採取の術式を身につけることが重要である。

　ここでは、受容側の部位や用途の違う術式に応じた採取部位や深度・厚みなどのコントロールについて解説する[1〜3]。

2. SCTG はどんなケースに応用できるの？

　SCTG の応用にはさまざまな術式が提唱されている（表 3-2-1）。代表的なものとして根面被覆をはじめ、歯槽堤増大、歯間乳頭の再建、インプラントなど幅広く用いられる。このように、治療オプションを増やすことにより日常臨床で遭遇する多くの症例に応用することができ、審美的障害や周囲環境の不調和などの問題を抱えるケースに対して有効な解決策となる。また、これらの移植術は得られた審美的結果を長期的に維持安定させるためのアドバンテージとなり、必要不可欠なオプションとなりうる。

表3-2-1　上皮下結合組織移植（SCTG）の応用例

No.	SCTGの応用
1	根面被覆術
2	歯槽堤増大術
3	バイオタイプの改善
4	ソケットプリザベーション
5	乳頭再建術
6	インプラント埋入時
7	インプラント二次手術時

3. これだけは知っておきたい歯肉の解剖学

　口腔の内面は、すべて一連の口腔粘膜で覆われている。粘膜は一般的に粘膜上皮層、粘膜固有層（結合組織）、粘膜下組織（脂肪・腺組織）よりなり、粘膜筋板はない。粘膜上皮は重層扁平上皮よりなり、歯肉、口蓋、糸状乳頭のみ角化している。硬口蓋部や上顎結節部のような付着歯肉では粘膜下組織を欠

き、粘膜固有層は直接骨に付いている。そのため、これらの粘膜には移動性がない。

上皮組織は、構成する角化細胞の成長の度合いや、担う働きなどによって、大きく①角化層、②顆粒層、③有棘層、④基底層の4つに分けることができる。これらの中でもっとも下層部にある基底細胞層は唯一、細胞分裂が観察される層で、分裂して基底膜との接着を失った基底細胞は上方に押し上げられ、有棘細胞、顆粒細胞を経て、角化層となる。すなわち、基底細胞はターンオーバーのスタート地点といえる重要な役割を果たす。発生学的にも移植を行う際に基底細胞層を含んで採取することが望まれる（図3-2-1）。

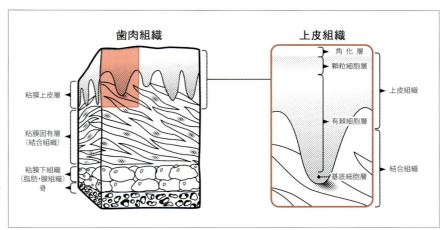

図3-2-1 口腔粘膜を構成する組織と上皮組織の模式図。粘膜上皮層の基底板の下には係留線維が半フック状に存在しており結合組織と強固に接着している。

4. 採取すべき部位、切開、厚み、知ってる？

1）採取すべき部位

採取する部位は、主に口蓋部であり、必要な場合は上顎結節からも採取する。上顎結節部は、面積は小さいが固有層部が多く質の良い結合組織が存在する。

口蓋部より結合組織を採取する場合、口蓋部歯肉に十分な厚みが必要であるが、日本人の平均的な厚みは約3.5mm（上顎小臼歯部の根尖側5mm）との報告[4]もあり、十分な厚みがない場合もある。そのため、事前に浸麻針にストッパーを付けて採取部位の厚みを確認することが望ましい。大きさは、あらかじめ必要な大きさを受容側から計測し厚紙などを用いて試適を行う。

採取する部位は、歯の口蓋側歯頸部から2～3mm離した位置で幅は7mm程度に設定する。また、移植に必要な十分な長さを確保したいが、遠心は大口蓋神経血管叢があるため、第一大臼歯あたりにとどめるのが無難である（図3-2-2）。

大口蓋神経血管叢の位置の把握は重要であり、口蓋骨直上には微細な毛細血管も多く、術中の出血は多くなる。出血は正確な外科手術の妨げとなるため、的確な止血やアシスタントワークがポイントとなる。

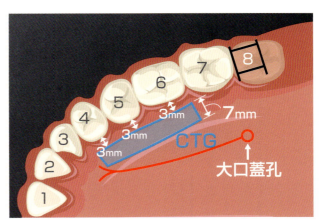

図3-2-2 口蓋部歯肉の結合組織の採取部位。移植片採取の切開方法としては、トラップドアテクニック、L字切開による採取法、single incisionテクニック、上皮付き採取法、などがある。

2）採取する際の切開

口蓋部から移植片を採取する方法は、まず上皮の部分を一部含めて採取するか否かに分けられる。一部上皮を含める場合、modified Langer technique（MLT）やエンベロープテクニック（envelope technique：Envelope）のように開放創の部分が生じる術式には、その形態（平行状、半月状）を考慮して二次切開を加える。上皮を含めない場合、coronally advanced flap（CAF）のように開放創が生じない術式には、single incisionテクニックにて一次切開と同じ位置から二次切開を行う。また、縦切開の加え方によってトラップドアテクニック、L字切開、エンベロープテクニック、上皮付き結合組織採取後に上皮を除去する方法がある。"こだわりペリオ"では、経験の少ない先生には近心にのみ縦切開をくわえるL字切開（図3-2-3b）を推奨しているが、経験を積むにつれてsingle incisionにてパウチを形成するエンベロープテクニックを習得してほしい。

Zucchelli[5]が推奨するFGGと同様に上皮と結合組織層を一塊にして採取し、その後口腔外で上皮のみを除去する方法に関しては、上皮の取り残しが発生する恐れがあるので筆者らは好んでは行っていない。また、別法として初めに回転切削器具などで上皮組織を除去してから結合組織層を採取する方法もあるが回転切削器具などによる挫滅や壊死の可能性も拭えないため推奨はしない。

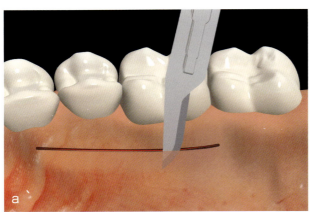
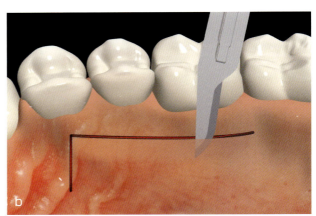
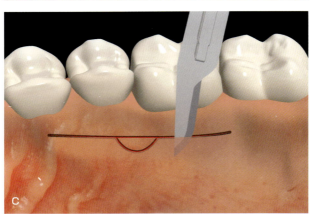
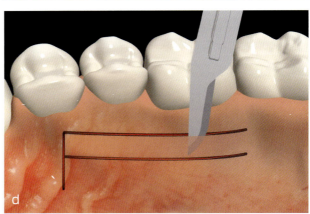

図3-2-3a〜d 移植片の採取方法。**a**：上皮を含まないsingle incisionテクニック、**b**：上皮を含まないL字型、**c**：上皮を含む半月状、**d**：上皮を含む平行状。

こだわり"ペリオ"テクニック

新しいメスを使い、single incisionテクニックを用いて口蓋上皮を可及的に薄く残す！！

3) 採取すべき厚み

SCTG①（図3-2-4①）は、受給側に位置付けたとき、主に開放創になる部分が多い場合や歯肉弁の厚みが薄い場合、または既存の角化歯肉がない場合などに用いられ、上皮の角化層～顆粒細胞層辺りまで（表層から0.2～0.4mm）を口腔内に残して、1.5～2.0mm程度の厚みの結合組織移植片を採取する。

SCTG②（図3-2-4②）は、歯肉弁の厚みが比較的厚い場合やバイオタイプの改善のみを目的とする場合などに用いられ、上皮の角化層～有棘細胞層辺りまで（表層から0.5～0.7mm）を口腔内に残して、基底細胞層を含む1.0～1.5mm程度の厚みの結合組織移植片を採取する。

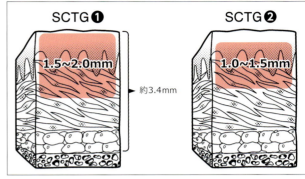

図3-2-4①、② 厚みは約1.5mm程度が望ましいが、用途に応じて採取部分は異なる。

臨床が変わるココがポイント！
術式や用途に応じて基底細胞層を含む範囲内で深部と浅部の組織を使い分けよう！

---

5. 上皮下結合組織採取後の死腔をなくす縫合とは？

術後のトラブルの1つに後出血が挙げられる。術後に起こった後出血は、思わぬトラブルを招き患者との信頼関係を損ないかねないため縫合はとくに重要である。死腔をなくし、骨に歯肉弁を密着させるうえで、水平マットレス変法がもっとも適していると考える（図3-2-5、6）。その他、後出血を防ぐポイントとして、止血剤の服用、炭酸ガスレーザーの照射、シーネの使用、食事時の注意などが挙げられる。

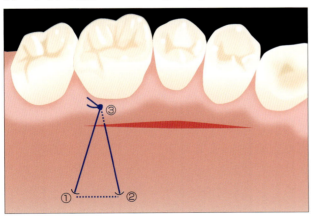

図3-2-5 死腔をなくし、骨に歯肉弁を密着させるうえで、水平マットレス変法がもっとも適している。

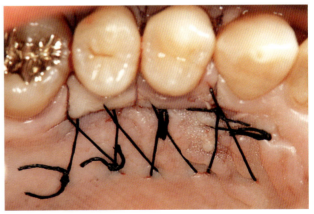

図3-2-6 水平マットレス変法。結合組織を採取した口蓋供給側にはなにも入れずに死腔をなくし、骨膜に歯肉弁が密着するように水平マットレス変法を用いて縫合する。

〈参考文献〉
1) Langer B, Langer L. Subepithelial connective tissue graft technique for root coverage. J Periodontol 1985;56(12):715-720.
2) Bouchard P, Etienne D, Ouhayoun JP, Nilvéus R. Subepithelial connective tissue grafts in the treatment of gingival recessions. A comparative study of 2 procedures. J Periodontol 1994;65(10):929-936.
3) Harris RJ. The connective tissue and partial thickness double pedicle graft: A predictable method of obtaining root coverage. J Periodontol 1992;63(5):477-486.
4) 宮本泰和．結合組織移植による根面被覆．エンベロップ・テクニックによる審美的対応．the Quintessence 1996;15(1):120-131.
5) Giovanni Zucchelli G[著], Gori G[イラスト], 沼部幸博[監訳], 鈴木真名, 瀧野裕行, 中田光太郎[訳]．イラストで見る 天然歯のための審美形成外科．東京：クインテッセンス出版, 2014.

CTG は難しい？根面被覆の難易度診断とフローチャート

Part 3
Chapter 3-3

1. 根面被覆術の有効性

臨床医にとって歯肉退縮は日ごろよく目にする病態の一つである。その対処法として多くの歯科医師が外科的な処置を避け、コンポジットレジン修復や知覚過敏処置など対症療法を行っていることがほとんどである。しかし長期安定性を考慮すると歯肉退縮は審美障害や清掃不良、知覚過敏や根面う蝕などさまざまな問題を引き起こすことが少なくない。それに対して外科的な処置はリスクもあるが、根面被覆術の成功は視覚的に大きな変化がみられ、患者の満足度は非常に高く、治療結果の永続性がある治療の一つと考えられる。また術式も多岐にわたるがプロトコールどおり行えば成功率は高く、予知性の高い外科処置である。

しかし、歯肉退縮の原因、退縮量や形態はさまざまであり、適正な術式を選択し、正しい手技を施さなければ、術者の予測どおりの治療結果とならない。そのため適応症を十分に吟味し、難易度に応じた十分な検討と、最適な術式選択が必要である。

2. 歯肉退縮の診断（難易度評価）

Miller ら[1] は歯肉歯槽粘膜境（MGJ）と隣接歯の関係から歯肉退縮についての分類をしており、これらは退縮の有無や難易度評価の基準となる。

さらに近年ではさまざまな根面被覆術の登場にともない、歯肉退縮の新たな分類も報告されている。Cairo ら[2] は隣接面部と唇側中央のアタッチメントレベルの差に注目し、歯肉退縮を3つのタイプに分類することで予後の予測をより明確にした。前述したように歯肉退縮はさまざまな問題を引き起こすため、根面被覆術のゴールとして最大限の根面被覆、角化歯肉の獲得、不快感の解消、審美性の改善などが挙げられる。そのためには、事前に把握しておかなければならない患者的要因と部位的要因がある。

・患者的要因

患者的要因としては①患者の年齢、②全身疾患の有無、③口腔清掃状態、④ブラッシング方法、⑤喫煙の有無、⑥咬合状態、⑦ブラキシズムの有無などが挙げられる。なかでも過度のブラッシング圧などの不適切なブラッシングによる機械的刺激は歯肉退縮の直接の原因となり、手術後の成否を左右する重要なファクターとなるため、術前のブラッシング指導は必須である。Rajapakse ら[3] はブラッシングの頻度と歯肉退縮に相関があるとしている。つまり、ブラッシングの期間回数、ブラシの硬さ、ブラッシング圧や方法が歯肉退縮に影響を及ぼす。また、Andiaら[4]、Chambrone ら[5] は喫煙が根面被覆の結果に悪影響を及ぼすとしている。そのため術前に禁煙指導を行い、成功の妨げとなる因子を排除しておくべきである。また、ブラキシズムや咬合状態によって起こる咬合性外傷は歯肉退縮を引き起こし、術後の結果にも影響を及ぼす。ブラキシズムに関してはナイトガードの装着が必要となる。

・部位的要因

部位的要因としては①歯肉退縮量、②退縮歯数、③口腔前庭の深さ、④角化歯肉の幅、⑤歯間乳頭、⑥歯列不正、などが挙げられる。それぞれの項目の問題の大きさや複合状況により難易度は大きく変化する（図 3-3-1）。

3-3 CTGは難しい？　根面被覆の難易度診断とフローチャート

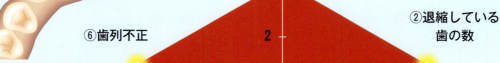

⓪ 歯肉退縮がない
① 3 mm 以内の退縮
② 3 mm 以上の退縮であるが MGJ まで達していない
③ MGJ まで達している

⓪ 退縮歯なし
① 1歯
② 2〜3歯
③ 4歯以上

⓪ 正常
① 軽度
② 中等度
③ 重度の歯列不正

①歯肉の退縮量

⑥歯列不正

②退縮している歯の数

⑤歯間乳頭

③口腔前庭の深さ

④角化歯肉の幅

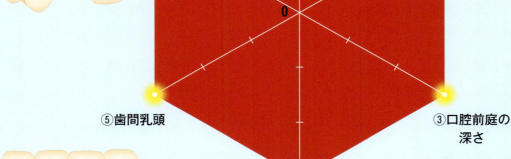

⓪ 十分な深さがある
① やや浅い
② 浅い
③ きわめて浅い

⓪ 十分満たされている
① わずかに喪失している
② 半分程度，喪失している
③ 完全に喪失している

⓪ 十分な幅がある
① 3 mm 以上
② 3 mm 以内
③ まったくない

図3-3-1 術式選択のための判断基準[6]。

3. 歯肉退縮に対するフローチャート

前述の部位的要因を考慮して術式を選択する必要がある。それぞれ推奨される術式をフローチャートに示した（図3-3-2）。また歯間乳頭、歯列不正の有無については独立したフローチャートでの術式選択を考慮する必要がある。

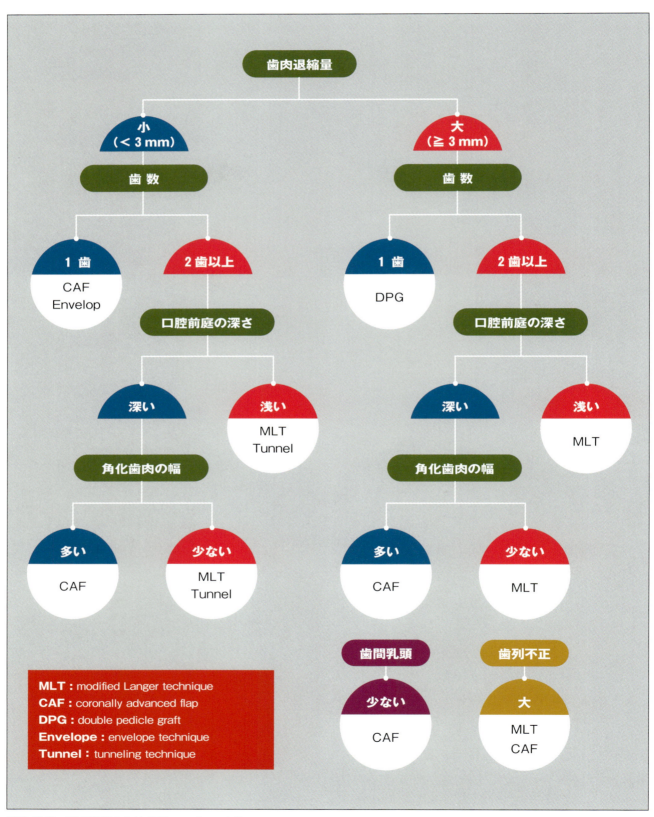

図3-3-2　術式選択のためのフローチャート[6]。

4. 歯肉退縮に対する処置法（術式の利点・欠点）

歯肉退縮は条件や進行度によってさまざまな病態が存在し、その対処法として根面被覆の術式も多数報告されている。大切なことは自分自身が得意とする術式を完璧に習得し、そこから種々の術式の応用範囲を広げていくことが重要である。また日々の臨床の中で、患部だけでなく周囲環境を注意深く観察し、それぞれの適応症や難易度を吟味したうえで術式を選択することも大切である。

臨床が変わる ココ がポイント！

単独歯の重度の退縮には、lateral advanced flap（LAF）・DPG を選択する。係留縫合を忘れずに！

表3-3-1　代表的な術式の利点と欠点[6]

術式	利点	欠点
modified Langer technique 歯間乳頭部に横切開を入れ、歯肉弁を剥離した後、元の位置に戻す方法	・付着歯肉を減らさず、増加させることができる。 ・多数歯にも応用できる。	・歯肉の治癒に段差ができ、審美的に望ましくない場合がある。 ・治癒に時間がかかる。
coronally advanced flap 歯肉溝切開を入れ、歯肉弁を剥離した後、歯冠側に移動させる方法	・治癒が早く、審美的な結果が得られやすい。 ・多数歯にも応用ができる。	・口腔前庭が浅くなる。 ・歯肉退縮量が大きい場合には向かないことがある。
double pedicle graft 左右の歯肉弁を寄せて、側方へ移動させる方法	・重度の歯肉退縮にも適応できる。 ・付着歯肉の幅、厚みが獲得できる。	・多数歯には応用できない。 ・瘢痕が残りやすい。 ・技術的に難しい。
envelope technique 歯肉弁をパウチ状に形成して、結合組織を中に滑り込ませる方法	・外科的侵襲が小さく、治癒が早い。	・技術的に難しい。 ・1歯にのみ適応される。 ・骨の欠損（術野）を明視できない。
tunneling technique 歯間乳頭を離断せず、歯肉弁をトンネル状に形成して結合組織を中に入れる方法	・歯間乳頭にダメージを与えない。 ・多数歯にも応用できる。 ・審美的な結果が得られやすい。	・技術的に難しい。 ・歯肉弁の歯冠側への移動がやや困難。

〈参考文献〉
1) Miller PD Jr. A classification of marginal tissue recession. Int J Periodontics Restorative Dent. 1985; 5(2): 8-13.
2) Cairo F, Nieri M, Cincinelli S, Mervelt J, Pagliaro U. The interproximal clinical attachment level to classify gingival recessions and predict root coverage outcomes: an explorative and reliability study. J Clin Periodontol 2011;38(7):661-666.
3) Rajapakse PS, McCracken GI, Gwynnett E, Steen ND, Guentsch A, Heasman PA. Does tooth brushing influence the development and progression of non-inflammatory gingival recession? A systematic review. J Clin Periodontol 2007;34(12):1046-1061.
4) Andia DC, Martins AG, Casati MZ, Sallum EA, Nociti FH. Root coverage outcome may be affected by heavy smoking: A 2-year follow-up study. J Periodontol 2008;79(4):647-653.
5) Chambrone L, Chambrone D, Pustiglioni FE, Chambrone LA, Lima LA. The influence of tobacco smoking on the outcomes achieved by root-coverage procedures: A systematic review. J Am Dent Assoc 2009;140(3):294-306.
6) 花山展之, 瀧野裕行. 根面被覆術は診断＆技術力が鍵. the Quintessence 2014;33(4):100-114.

Part **3**　Chapter **-4**

根面被覆は矯正治療を助けるか？

1. 矯正治療における歯肉退縮とは？

　近年は成人矯正の需要が増加していることもあり、それにともなう矯正治療中・治療後の偶発的な歯肉退縮による審美障害、知覚過敏などに遭遇するケースが増加してきた。患者の口腔内において、経年的変化のどの時期で歯肉退縮が生じるかは定かではなく、さまざまな要因が絡みあって歯肉退縮が生じているのが現状である。それは矯正治療における歯肉退縮にも言えることであるが、果たして本当に予知できないのであろうか。ここではそのリスクと予防、そして根面被覆の成果について考える。

(1) 矯正治療における歯肉退縮のリスク

　歯肉退縮の原因には、（歯周病学的な問題・歯の位置異常・歯槽骨の開窓や裂開・小帯の位置異常・不適切なブラッシング・不良補綴物・矯正力）などがある。矯正治療を行うと（ブラケット装着によるプラークコントロールの低下・ボーンハウジングからの逸脱・咬合性外傷・矯正力）など、さまざまな

因子によって歯肉退縮のリスクが高くなることが報告されている。

(2) 矯正治療における歯肉退縮の好発部位
・唇側歯槽骨の薄い下顎前歯
・角化歯肉が少ない部位
・ボーンハウジングから逸脱していることが多い上顎犬歯、下顎犬歯
・小帯の位置が高い部位（第一小臼歯付近に好発）
これらの部位において好発し、また矯正治療後に遅発的に生じることもある。

(3) 矯正の手技における歯肉退縮リスク
・ステンレスワイヤーの過度な矯正力
・マウスピース矯正における強いジグリングフォース
・不適切なトルクコントロール
・非抜歯矯正における歯列弓の拡大
などが挙げられる。

2. 根面被覆のタイミングは矯正前？　矯正後？

　もともと歯肉が薄く、歯の移動量が多い場合、矯正前に根面被覆を行うか矯正後に行うかは議論の分かれるところである。Maynard、Ochsenbein[1]は矯正治療前に角化歯肉が 2mm 以下の部位に歯肉移植を行い、歯肉退縮を防ぐことができると報告し

ているが、歯列不正を伴っている場合は手術の難易度が高くなることが多い。近年は矯正前のほうが明らかに成績が良いという報告[2,3]が多いが、ほとんどが歯周病歯科医師からの報告で、矯正歯科医師が書いている文献は少ない。

臨床が変わる★ココがポイント！

矯正前の根面被覆は可及的に歯肉弁で覆う面積を増やし、乳頭も保存する。
矯正前の根面被覆の術式は、LAF・MCAT・Envelope with CAF が推奨される。

3. 矯正の各ステージに適した術式とは？

矯正後は、通法どおり根面被覆のフローチャート（Part3-Chapter4 ―CTGは難しい？　根面被覆の難易度診断とフローチャート― 図3-3-2参照）に沿って診断と術式の選択を進めていくが、矯正前または矯正中においては著しく難易度が高くなる場合もある。そのため、先に矯正治療を行い、歯をボーンハウジング内にある程度移動させてから根面被覆を行うほうが根面被覆率は上がるであろう。しかし、それでは歯肉退縮の予防効果は低く矯正医にとってはリスクが高くなる。

難易度の高い矯正前での術式を選択する場合は、通法より開放創を可及的に避け歯肉弁で覆う面積を増やす必要がある。また、乳頭部はできる限り切開しないほうがよいであろう。推奨される術式は、側方弁移動術、歯冠側移動術などが挙げられる。以下の推奨される術式の経過を供覧する（図3-4-1、2）。

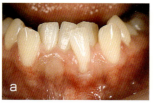
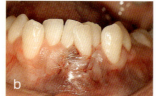
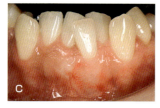

図3-4-1a〜c　a LAF（側方弁移動術）：矯正前、術前。b：係留縫合後。c：術後3ヵ月経過時。

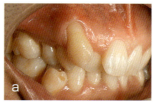
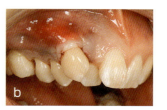
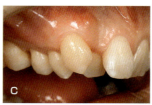

図3-4-2a〜c　a Envelope with CAF：矯正前、術前。b：懸垂縫合後。c：術後8週経過時。

4. 矯正治療と歯肉退縮の相関関係とは？

歯科矯正治療と歯肉退縮の相関に関する明確なエビデンスは今のところなく、歯肉退縮は予期せず偶発的に生じてしまうことも少なくないため、矯正治療開始前にそのリスクを十分に説明したうえで矯正を行う必要がある（表3-4-1）。

すでに患者との信頼関係が構築された状態ならば、歯肉退縮リスクが高いと判断したケースにおいて、手技的に可能な難易度であれば矯正治療前に歯肉移植を行い、歯肉退縮を予防的に防ぐことが良いと考えられる。

表3-4-1　根面被覆のタイミングにおける難易度と予防効果

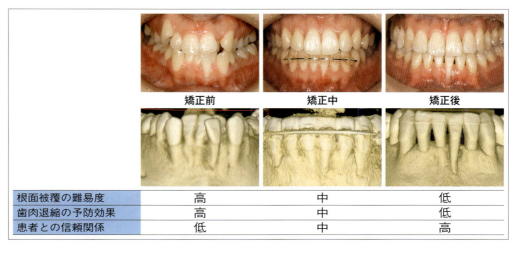

	矯正前	矯正中	矯正後
根面被覆の難易度	高	中	低
歯肉退縮の予防効果	高	中	低
患者との信頼関係	低	中	高

〈参考文献〉
1) Maynard JG Jr, Ochsenbein C. Mucogingival problems, prevalence and therapy in children. J Periodontol 1975;46(9):543-552.
2) Jati AS, Furquim LZ, Consolaro A. Gingival recession: its causes and types, and the importance of orthodontic treatment. Dental Press J Orthod 2016;21(3):18-29.
3) Kloukos D, Eliades T, Sculean A, Katsaros C. Indication and timing of soft tissue augmentation at maxillary and mandibular incisors in orthodontic patients. A systematic review. Eur J Orthod 2014;36(4):442-449.

失敗しない リッジオグメンテーション

Part 3 -5 / Chapter

1. 基本的なリッジオグメンテーションとは？

欠損部歯槽堤は、抜歯後、束状骨（bundle bone）がなくなることや、それに続く骨吸収によってその高さ、幅を減ずることが知られている[1、2]。ここでは欠損部をブリッジで補綴する場合のリッジオグメンテーションについて述べる（インプラントを埋入する際のサイトディベロップメントについては Part5-Chapter2 参照）。歯槽堤が吸収した状態のままブリッジを製作すると、特に前歯部におけるポンティック部分は審美性、清掃性の問題が残るため、古くから歯槽堤の増大が行われてきた。Seibert[3] は歯槽堤の吸収程度を垂直的、頬舌的に分類し、class Ⅰ～Ⅲ とした（表 3-5-1）。抜歯後、頬側の歯槽骨は特に吸収が大きく、水平的な陥凹を生じることが多い。

歯槽堤の形態異常に対する処置法には、軟組織での増大法、硬組織を用いる増大法がある。また、軟組織を用いる方法には有茎弁を用いたロール法、上皮下結合組織移植（以下 SCTG）を用いたパウチ法、インレーグラフトなどがあり、歯槽堤の不整形の程度、タイプによって術式を選択するが、近年ではポンティック部に対して硬組織の増大はほとんど行われなくなってきた。その理由として、SCTG のみの対応で十分なボリュームを増やせるとわかってきたこと、経年的な萎縮も SCTG をしていない顎堤と比べほとんど差がない[4] ことなどが挙げられる。

表3-5-1 Seibert の分類[3]

Class Ⅰ	Class Ⅱ	Class Ⅲ
垂直的高さ・・・正常	垂直的高さ・・・減少	垂直的高さ・・・減少
頬舌的幅・・・減少	頬舌的幅・・・正常	頬舌的幅・・・減少

欠損顎堤吸収度合いを水平的、垂直的に分類したもの。しかしこの分類はあくまでも欠損顎堤の形態を示すものであり、欠損顎堤の骨の状態を示すものではない。したがって、顎堤形態を増大するにあたっては軟組織、硬組織のいずれか、または双方を用いて行うのが適切か否かさらに診断の必要がある。一般に、Class Ⅰ→ Class Ⅲ の順に欠損部顎堤増大の難易度が上昇する。

2. Seibertの分類からみたSCTGを用いたリッジオグメンテーション

Seibert分類のclass Ⅰ、Ⅱの水平的もしくは垂直的な減少に対しては、SCTGによる増大術がもっとも頻繁に行われる（図3-5-1、2）。パウチ法、インレーグラフトどちらも有効だが、増大量が多い場合は、上皮付きの結合組織を挟んでフラップを唇側に移動させるインレーグラフトが有効である（図

Seibert class Ⅰに対してパウチ法を用いた症例（図3-5-1a〜f）

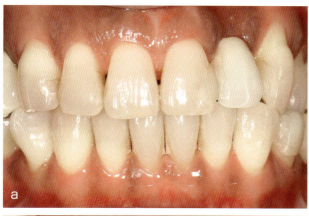
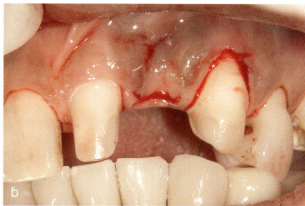
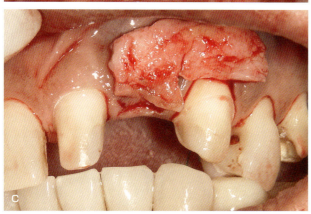
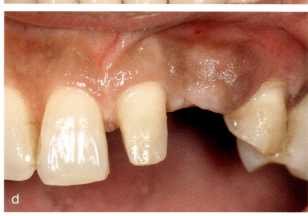
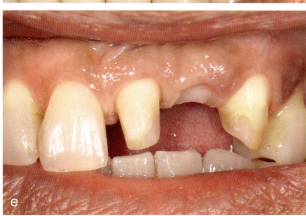
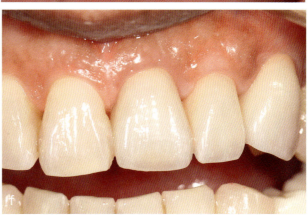

図3-5-1a〜f　a：|2は抜歯後水平的に歯槽堤幅の減少、|3部歯肉退縮も認められた。b：結合組織の入り口として歯槽頂部に水平切開を加えた。両隣在歯の歯間乳頭は触らないよう注意し、部分層でエンベロープを形成。移植片が余裕をもって入るスペースを確保。c：口蓋より歯槽頂部のみ上皮下結合組織を採取、試適。結合組織を挿入し、|3部もcoronally positioned flapでの根面被覆を行った。d：術後3週経過時の状態。水平的な増大と|3の根面被覆が達成された。e：術後6ヵ月、歯肉をバーで削除・形成し、プロビジョナルレストレーションで歯槽堤をオベイト形態に形成。色素沈着はEr:YAGレーザーにて除去。f：術後3年の状態。ポンティック部も良好な歯肉形態を維持している。

Seibert class Ⅱに対して結合組織を移植して垂直的な増大を図った症例（図3-5-2a～f）

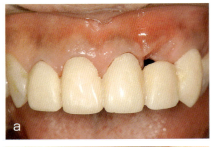
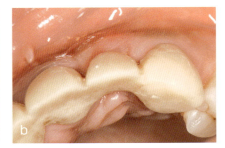
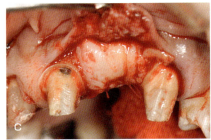
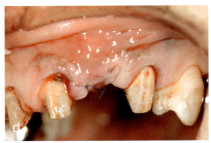
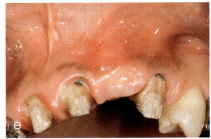
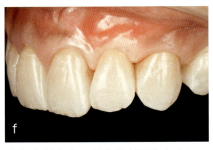

図3-5-2a～f　a：術前|2 は垂直的に歯槽堤の減少が認められ、このままでは長い歯になり左右の対称性が得られない。b：歯槽堤の幅はある程度確保されている。c、d：結合組織を歯槽頂部だけでなく、唇側も覆うように十分な量を移植。e：術後3週の状態。垂直的に十分増大された。f：セット時の所見。審美性、清掃性の改善が認められた。ポンティックの基底面には、オベイト型もしくはフィンガーチップオベイト型を推奨している。

3-5-3、4）。あるいは、結合組織を2枚採取し、水平方向、垂直方向の2ヵ所に設置する方法（図3-5-5）もある。いずれにせよ、必要な増大量、増大する方向の術前診断、歯肉のバイオタイプや、採取する結合組織の厚みの予測から、術式を決定する。また、採取する結合組織の供給側は口蓋側が一般的であるが、上顎結節からディスタルウェッジの要領で採取したものはより吸収が少なく、安定している。

その他、抜歯時のリッジプリザベーションでの対応もある程度有効であるが、骨移植材料を填入するだけでなく、抜歯窩に適合する上皮下結合組織移植を併用するsocket sealを行うとより効果的である（図3-5-6）。

インレーグラフトでの対応（図3-5-3a～d）

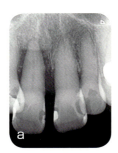
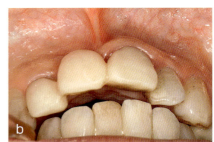
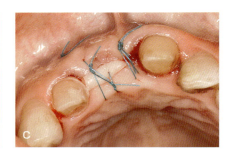
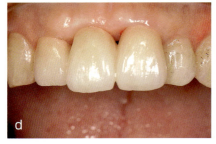

図3-5-3a～d　a：初診時デンタルX線写真。状態 1|が歯周炎の進行のため抜歯となった。b：抜歯後2ヵ月経過時。唇側の顕著な陥凹を認め、患者も審美障害、清掃困難を訴えた。c：上皮付きの結合組織を唇側フラップの内側に挟み込んだ。その厚み分、フラップは唇側に移動している。d：最終補綴後、自然な形態と清掃性が獲得できた。

3-5 失敗しないリッジオグメンテーション

Seibert class Ⅲに対して2枚の結合組織で水平、垂直的な増大を図った症例（図3-5-4a～h）

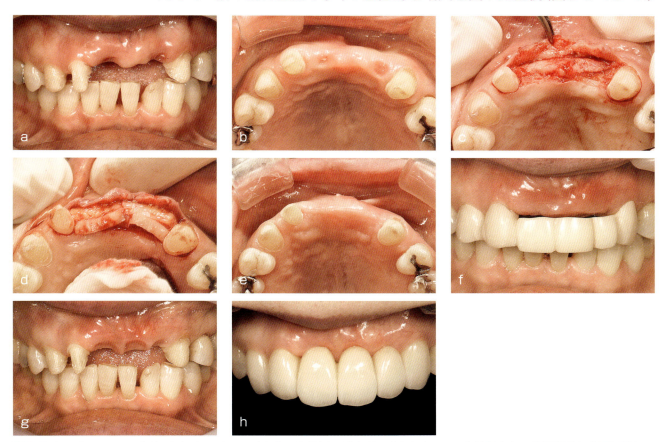

図3-5-4a～h a、b：術前1|～|2部は水平、垂直的に歯槽堤の減少が認められた。c：歯槽頂やや口蓋側寄りに水平切開し、部分層で受容側を形成した。d：上皮付き結合組織を採取、結合組織を唇側フラップ内に挿入。e：術後約8週経過時の状態。水平、垂直的に十分改善が見られる。f：プロビジョナルレストレーションを入れた正面観。擬似歯間乳頭を作れるようにオーバーコレクションしているのがわかる。g：バーで歯肉を形成し、プロビジョナルレストレーション基底部を使ってスキャロップ形態に仕上げた状態。h：最終補綴装置装着時の所見。審美性、清掃性の改善が認められた。

結合組織を2枚重ねた症例（図3-5-5a、b）

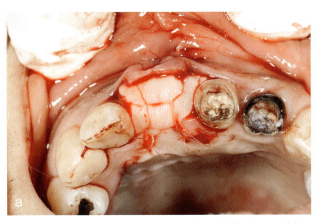 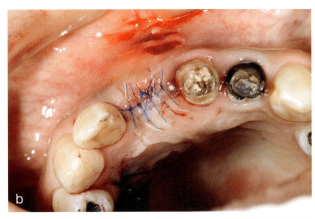

図3-5-5a、b a：採取した結合組織を歯槽頂部と唇側の2方向に設置。2枚とも動かない口蓋側に縫合。b：唇側の歯肉弁を縫合した状態。上皮付きの結合組織ではないので、できるだけ一次閉鎖を心がける。そのためには部分層弁を大きく形成することが必要である。

Socket seal での対応：抜歯時に骨移植材料のみと上皮下結合組織移植を併用した部分の比較（図3-5-6a～f）

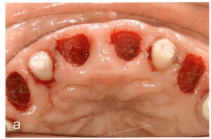
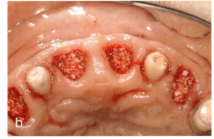
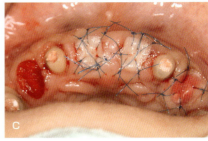
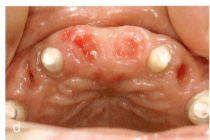
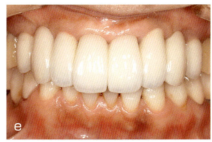
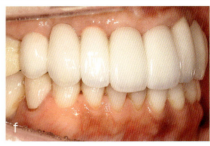

図3-5-6a～f　a：インプラント間の保存不可能な歯を抜歯した状態。b：すべての抜歯窩に骨移植材料（凍結乾燥骨）を填入。c：上皮付き結合組織（socket seal 部 1|、|1 部）、シリコーン膜付きコラーゲンスポンジ（|3 部）ゼラチンスポンジ（3| 部）を各々填入。d：socket seal 部の歯槽堤がもっともよく幅が保たれているのがわかる。e、f：5年後の状態。歯槽堤の幅は保たれているのがわかる。

臨床が変わるココがポイント！

結合組織移植で増大する際には、萎縮も考慮し20～30％増しの量を採取する。
複数歯の場合、擬似歯間乳頭を作れるようにオーバーコレクションし、ポンティックの基底面はフィンガーチップオベイト型[5]に仕上げる。

3. SCTGを用いたリッジオグメンテーションの失敗を避けるためには？

　SCTGを用いたリッジオグメンテーションにおける合併症には、移植した結合組織の壊死が考えられる。パウチ法でも、インレーグラフトでも結合組織は周囲組織やフラップから十分血液供給を得られるが、受容側のエンベロープの形成量が小さい、あるいはジャストフィットだと移植した結合組織が壊死してしまう可能性がある。余裕をもって受容側を形成することが合併症を避けるうえで必須である。

　また、移植された組織は圧迫されると生着しにくい。そのためポンティック基底部でも決して圧迫しないように、術後の腫脹も想定してやや大きめに隙間を開けておく必要がある（図3-5-4f）。

　受容側の形成、ポンティックの形態ともに、移植する結合組織にとってやさしい、余裕をもった扱いを心がけることが合併症を起こさないために重要である。

〈参考文献〉
1) Araújo MG, Lindhe J. Dimensional ridge alterations following tooth extraction. An experimental study in the dog. J Clin Periodontol 2005;32(2):212-218.
2) Nevins M, Camelo M, De Paoli S, Friedland B, Schenk RK, Parma-Benfenati S, Simion M, Tinti C, Wagenberg B. A study of the fate of the buccal wall of extraction sockets of teeth with prominent roots. Int J Periodontics Restorative Dent 2006;26(1):19-29.
3) Seibert JS. Reconstruction of the partially edentulous ridge: Gateway to improved prosthetics and superior aesthetics. Pract Periodontics Aesthet Dent 1993;5(5):47-55.
4) Bienz SP, Sailer I, Sanz-Martín I, Jung RE, Hämmerle CH, Thoma DS. Volumetric changes at pontic sites with or without soft tissue grafting: A controlled clinical study with a 10-year follow-up. J Clin Periodontol 2017;44(2):178-184.
5) 六人部慶彦．審美性を考慮した Modified ovate pontic（Fingertip pontic）の臨床術式．補綴臨床 2005;38(6):639-651.

第4部

絶対に裏切らない再生療法

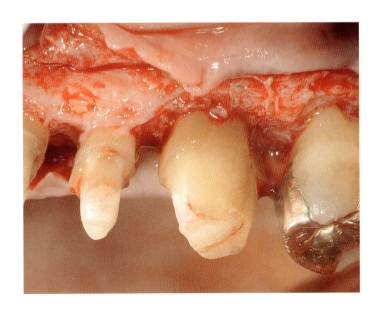

4-1 再生療法を行う前に考えよう！
　　適応症の正しい選択／72

4-2 切除療法と再生療法!? どちらも
　　ゴールは生理的骨形態／76

4-3 ここがポイント！
　　切開と剥離のデザイン／82

4-4 再生材料、何を、どう使う？／86

4-5 再生療法が変わる！"こだわりペリオ"
　　の縫合テクニック／90

4-6 再生療法と矯正治療、
　　そのタイミングは？／94

Chapter 4-1 再生療法を行う前に考えよう！適応症の正しい選択

1. 深い垂直性骨欠損は改善が必要！

歯周炎は歯周組織の炎症によって、アタッチメントロスが生じ、骨吸収を生じる。その中でも隣接面の歯根と歯根の距離がある部位や、頬舌側でも歯槽骨に厚みがある部位では、深い垂直性骨欠損が生じる可能性がある。

過去に垂直性骨欠損を治療せずに放置しておくと、水平性骨欠損と比較して、歯を失う可能性が高くなることはすでに報告されている[1]。また、治療を行っても、非外科療法では、口腔衛生状態の悪い垂直性骨欠損部位は悪化する傾向が高いことも報告されている[2]。このため、垂直性骨欠損は歯の予後に悪影響を与える可能性が高いと考えられる。歯周組織再生療法は、この垂直性骨欠損を改善することができる有効な外科処置であるが、他の歯周外科処置と比較して、治療結果の予測が難しく、たとえ再生が得られたとしても術後長期にわたって安定した結果が維持できるかどうかは不明な点も多い。

このため、的確な術式選択や手術手技、再生に用いる材料の選択などが重要となるが、それと同時に骨欠損に至った原因を把握し、再生療法の適応症であるかどうかの症例選択が"カギ"となる。

2. 再生療法の成功は適応症の選択がカギ！

CortelliniとTonetti[3]による再生療法成功のための治療戦略によると、患者選択の基準を局所因子、行動因子、全身因子の3つに分類している（図4-1-1）。全身因子として、全身疾患やストレスのコントロールができていること、行動因子としては、患者の協力度が高く、非喫煙者であること、そして、局所因子としては、プラークコントロールが良く（プラークスコアが15%以下）、プロービング時の出血（BOP）が少なく（BOP陽性率が15%以下）、炎症所見が認められないことなどを挙げている。

これらのことから骨欠損の誘因となる口腔衛生不良や喫煙の問題は、必ず改善する必要があるといえる。また、歯周炎のリスクファクターであり、術後の治癒にも影響を与える全身疾患についても十分把握しコントロールしないといけない。逆に、そのような問題が残存している場合は、再生療法の適応症とはならない可能性が考えられる。

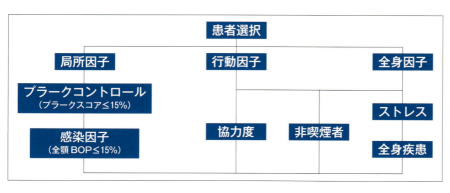

図4-1-1 再生療法成功のための患者に関する因子（参考文献3より引用・改変）。

3. どうして骨欠損ができたか考えよう！

一般的に骨欠損の原因や誘因となり得る因子は、図4-1-2のような事柄が考えられる。これらの項目のうち、今から再生療法を行おうとする骨欠損の原因や誘因に何が該当するのかを、術者は診断し、患者にも十分理解させておく必要がある。

口腔衛生不良、歯石

前述のCortelliniとTonettiの患者選択の基準にも述べられているように、プラークコントロールが良くなりBOPが改善されてから手術を行うべきである。プラークの残存はもちろんのこと、歯肉に炎症が認められている状態は、デブライドメントを困難にするばかりか、術後の歯肉弁の治癒に大きく影響を与える可能性が高い（図4-1-3a～c）。歯周基本治療が終了しても、プラークスコアが高く、歯肉に炎症が残存している場合は、再生療法に移行せず、歯周基本治療を繰り返したり、抗菌薬の局所投与などを行い、改善に努める必要がある。

喫煙

適切な禁煙支援を行い、患者自身の行動変容を促す必要がある。ニコチンによる血管収縮作用や線維芽細胞の機能低下は、歯肉弁の治癒に大きく影響を与える。そのため、喫煙者は非喫煙者と比較して、再生療法後のアタッチメントゲインが有意に低いことが報告されている[4]。原則として患者が禁煙できない場合は再生療法を行うべきではない（図4-1-4a、b）。

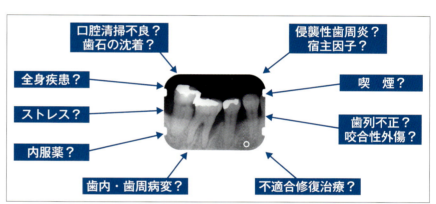

図4-1-2 歯周炎進行の原因やリスクファクター。

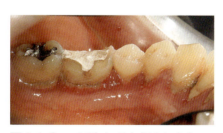

図4-1-3a 初診時。骨欠損をともない、歯肉の炎症が著明である。

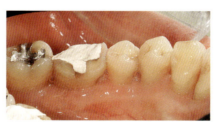

図4-1-3b 歯周基本治療終了時。プラークコントロールも不十分で歯肉に炎症が残存している。

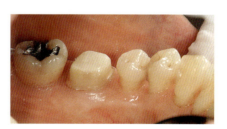

図4-1-3c 再生療法術前。プラークコントロールを徹底することで歯肉の炎症所見はほとんど認められなくなった。

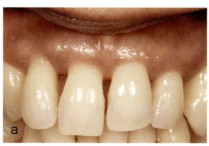
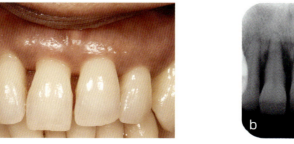

図4-1-4a、b 垂直性骨欠損を認めるが、プラークコントロールは悪く喫煙者でもあり、再生療法の適応症とはならない。

歯列不正・外傷性咬合・ブラキシズムなど

　骨欠損が咬合性外傷に修飾されている場合は、認知行動療法、ナイトガードの装着、咬合調整、暫間固定、症例によっては矯正治療など、対応方法は幅広く、全顎的な診査・診断が非常に重要である（Part1-Chapter4―見逃していませんか？　咬合と歯周病の関係―、Part4-Chapter6―再生療法と矯正治療、そのタイミングは？―を参照）。口腔内の他の部位と比べ、極端に骨欠損が進行している場合は、咬合性外傷に起因している可能性がある。この問題を解決せずに再生療法を行っても、十分な再生が得られない可能性があり、たとえ再生が得られたとしても、再発のリスクを抱えた状態でのメインテナンスとなる（図4-1-5a～d）。パラファンクションを含めて、咬合状態を総合的に診査、診断し、包括的な治療計画を検討する必要がある。

歯肉辺縁の不適合な修復治療や補綴装置

　これらは、プラークリテンションファクターとなることから、可能な限り撤去し、プロビジョナルレストレーションを装着したうえで再生療法を行うべきである。隣接面におよぶ修復物を除去することで、歯間乳頭部の切開、剥離、デブライドメント、縫合などの手術手技が容易になることに加え、複数歯の場合、プロビジョナルレストレーションを暫間固定として利用できることもある。最終的には、適合性の高い補綴装置を装着し、歯周組織の清掃性を確保しないといけない。

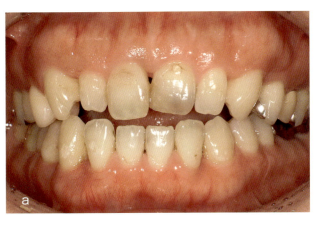
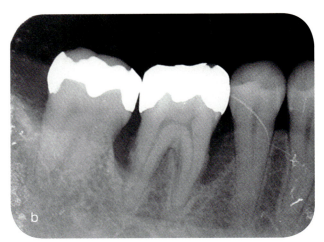
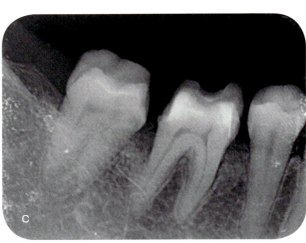
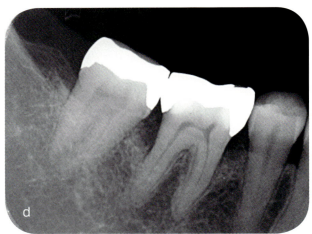

図4-1-5a～d　37歳、女性。**a**：前歯部開咬を認め、プラークコントロールも悪く、全顎的に重度の歯周炎を発症している。**b**：初診時、6｜を中心に深い垂直性欠損を認め、プロービング値は8mm以上を示した。**c**：矯正治療の必要性を説明したが、同意が得られず、バイトプレートの装着のみで咬合状態の根本的な改善は行わなかった。EMDと骨移植材料を用いて再生療法を行った。術後8ヵ月プロービング値は3mm前後に改善した。**d**：術後3年経過時の状態。SPTを継続しており、プラークコントロールも良好であるが、骨欠損が再度認められ、プロービング値も7mmを示した。

根尖性歯周炎（歯周・歯内病変）

無髄歯に対して骨縁下欠損が存在し、根尖病巣と連続している場合は、必ず、歯内療法を先行して行うべきである。根尖を越えて骨欠損が存在し、保存不可能と考えられる場合でも、適切な根管治療によって、根尖病巣が縮小し、再生療法を行える状態に改善できることもあり得る（図4-1-6a～f）。根尖を含んで骨欠損が認められる場合は、たとえ有髄歯であっても、歯内療法を行うことで再生療法を行える環境に改善できる可能性があることも報告されている[5]。

全身疾患や薬物の服用、ストレスなど

医科との対診、連携が重要で、全身疾患が十分コントロールされた状態で歯周外科処置を計画する。投薬内容についても十分把握し、外科処置後の治癒に影響を与える投薬がないか確認する。日常のストレスの強さは、歯科衛生士と患者の良好なコミュニケーション、信頼関係の構築によって知りうることが可能で、医療面接を通して把握し、適切なアドバイスを行うべきである。

これらさまざまな問題点のうち、症例が該当する項目を把握し、その項目を可能な限り解決したうえで再生療法に取り組むことで、手術の成功率が上がり、術後の長期的な安定が得られると考える。

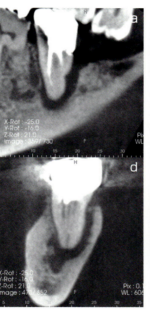
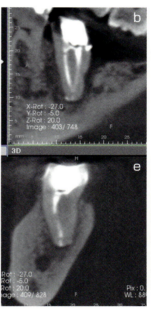
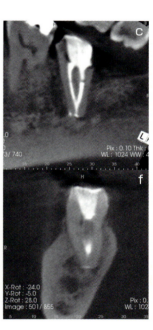
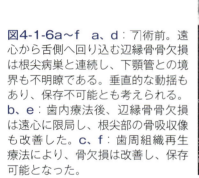

図4-1-6a～f　a、d：7│術前。遠心から舌側へ回り込む辺縁骨骨欠損は根尖病巣と連続し、下顎管との境界も不明瞭である。垂直的な動揺もあり、保存不可能とも考えられる。b、e：歯内療法後、辺縁骨骨欠損は遠心に限局し、根尖部の骨吸収像も改善した。c、f：歯周組織再生療法により、骨欠損は改善し、保存可能となった。

臨床が変わるココがポイント！
メスを持つ前に、まず、原因を把握し、根気よくリスクファクターを取り除こう！

〈参考文献〉
1) Papapanou PN, Wennström JL. The angular bony defect as indicator of further alveolar bone loss. J Clin Periodontol 1991;18(5):317-322.
2) Ehnevid H, Jansson L, Lindskog S, Bloml?f L. Periodontal healing in horizontal and vertical defects following surgical or non-surgical therapy. Swed Dent J 1997;21(4):137-147.
3) Cortellini P, Tonetti MS. Clinical performance of a regenerative strategy for intrabony defects: scientific evidence and clinical experience. J Periodontol 2005;76(3):341-350.
4) Tonetti MS, Pini-Prato G, Cortellini P. Effect of cigarette smoking on periodontal healing following GTR in infrabony defects. A preliminary retrospective study. J Clin Periodontol 1995;22(3):229-234.
5) Cortellini P, Tonetti MS. Clinical concepts for regenerative therapy in intrabony defects. Periodontol 2000 2015;68(1):282-307.

Chapter 4-2 切除療法と再生療法!? どちらもゴールは生理的骨形態

1. 改善しよう！ 骨の形態異常

　歯周炎の進行によって歯槽骨の吸収が起こり、歯の周囲の骨の形態異常が発生する。骨の形態異常を放置すると、特に重度の垂直性骨欠損をともなう歯は喪失する可能性が高い[1]。一方では、十分なメインテナンスを行えば、外科処置後骨欠損が残存していても悪化しないという報告もある[2]。しかしながら、中等度から重度の骨欠損をともなう部位では、歯周基本治療のみ行った部位や modified Widman flap による歯周外科を行った部位より、骨外科処置をともなう歯肉弁根尖側移動術を行った部位のほうが、治療結果が安定していたとの報告もある[3]。このことから、骨の形態異常を改善し、可能な限り歯の周囲の骨を生理的な形態にすることが、治療結果の安定につながると考えられる。

2. Positive Architecture をめざせ！

　歯周炎により吸収した歯槽骨は、さまざまな部位に Negative Architecture の骨形態を示す部位を認める。この状態は、深い歯周ポケットの原因となり、清掃性の悪化につながることから、この骨の形態異常を生理的な形態、すなわち、Positive Architecture にすることが歯周外科のめざすゴールである（図4-2-1）。

　骨の形態異常を改善する方法として、骨外科処置（Part2-Chapter4 ─骨外科処置は、支台歯形成と思え！─参照）に代表される切除療法と成長因子などを用いる再生療法が考えられるが、各々の術式の利点・欠点を把握し、適応症を選択していかなければならない。

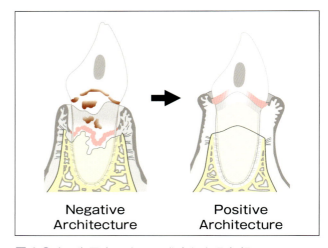

図4-2-1　歯周炎によって発症した骨欠損は Negative Architecture を示すことが多い。生理的な骨形態すなわち Positive Architecture の骨形態に改善することが重要。

3. 切除療法でできることとは？

　骨外科処置には骨整形術（osteoplasty）と骨切除術（ostectomy）があり、osteoplasty は支持骨を削除せずに生理的な骨形態にするのに対して、ostectomy は支持骨を削除し骨形態を整える術式である（図4-2-2）。実際は、両者を組み合わせることで、望ましい骨形態に改善していく。そのうえで、部分層弁による歯肉弁根尖側移動術（APF）を行うことで浅い歯肉溝と十分な付着歯肉を得ることができ、清掃性の高い歯周環境が獲得できる。その一方、根面の露出が多くなり、審美性を損なったり、

知覚過敏を発症する可能性もある。失われた付着を回復させる術式ではないので、歯の動揺がある症例では、補綴装置による連結固定が必要になる可能性がある。また、審美的な要求の高い部位でも、補綴装置による審美性の改善が必要な場合がある（表4-2-1）。切除療法の適応症と禁忌症は表4-2-2のとおりである。

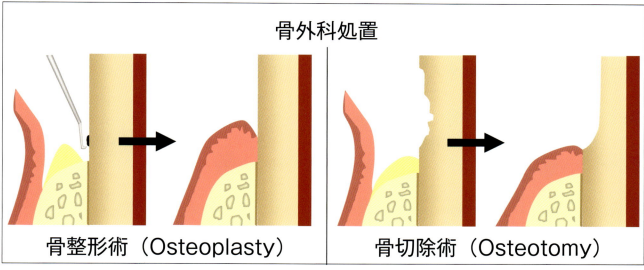

図4-2-2　骨外科処置には支持骨を削除しない骨整形術と支持骨を削除する骨切除術がある。

表4-2-1　切除療法の利点・欠点

利点	欠点
生物学的幅径の確立	根面の露出
清掃性の向上	審美性、知覚過敏、抜髄の必要性
歯周組織の長期的安定	補綴処置の必要性

表4-2-2　切除療法の適応症・禁忌症

適応症	禁忌症
軽度から中等度の歯周炎（歯周ポケットが4〜6mm）	重度歯周炎（特に動揺の強い歯）
浅いクレーター状の骨欠損（2mm未満）	深い垂直性骨欠損、骨縁下欠損（3mm以上）
棚状骨・骨隆起・外骨症	上顎前歯部など審美性が問題となる部位（歯肉縁下カリエス処置を除く）
動揺が少ない歯	多数歯にわたる象牙質知覚過敏症
歯肉縁下カリエス	—
根分岐部病変1度	—

4. 再生療法でできることとは？

　一方、再生療法は、深い骨欠損に対して行う術式で、一般的に広くて浅い骨欠損より狭くて深い骨欠損のほうが予知性が高くなるといわれている[4]。実際はX線上で骨欠損の角度を計測したり、CT上、あるいは、プロービングやボーンサウンディングで骨欠損の形態を三次元的に把握する必要がある（図4-2-3）。そして、骨欠損部の幅や深さや角度、骨壁数によって、再生療法の難易度が変わり（表4-2-3）、再生療法に使用する材料や術式が異なってくる（Part4-Chapter4—再生材料、何を、どう使う？—参照）。再生療法は、失われた付着を回復することができるため、歯冠歯根比が改善でき、露出根面も少なくできる利点がある。これにより、補綴治療を回避できる可能性がある。一方、切除療法と比較し、確実に骨欠損を改善できるわけではなく、深い歯周ポケットや骨欠損が残存する可能性があったり、一度再生が得られても、深い骨欠損に至った原因が改善されていない場合などでは、再発の可能性も考えられる。また、EMDや異種骨による骨移植を行う場合は保険適応でなく、治療費の問題も出てくる（表4-2-4）。

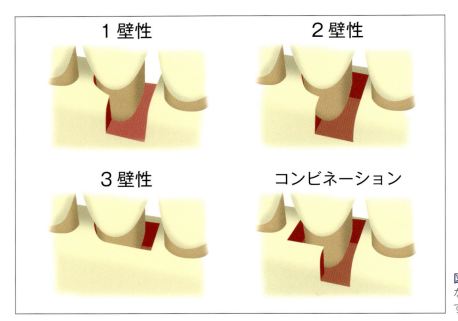

図4-2-3 垂直性骨欠損にはさまざまな骨欠損形態があり、術前に十分に把握する必要がある。

表4-2-3 骨欠損形態と再生療法の難易度

難易度	難しい		やさしい
骨壁数	裂開、1壁	2壁	3壁
骨欠損の深さ	浅い	←→	深い
骨欠損の幅	広い	←→	狭い
骨欠損の角度	大きい	←→	小さい

表4-2-4　再生療法の利点・欠点

利点	欠点
歯冠歯根比の改善	深い歯周ポケットや骨欠損が残存する可能性
根面露出が最小	歯周ポケット再発の可能性
補綴治療の回避の可能性	治療費

5. 切除療法？　or　再生療法？

深い歯周ポケットをともなう骨の形態異常を改善する場合、再生療法を行うか切除療法を行うかの術式の選択のポイントは、骨欠損の状態が切除療法で対応できるかどうかを判断することにある。特に骨欠損が2mm未満の浅いクレーター状のものでないかぎり、隣在歯を含めて、生理的な骨形態にすることはかなり難しく、3mm以上の垂直性骨欠損を含む骨の形態異常が認められる場合は、再生療法の適応症と考えるべきである（表4-2-5）。

表4-2-5　切除療法と再生療法の適応症、特徴、選択基準

—	切除療法	再生療法
適応症（骨欠損形態）	水平性骨吸収、2mm未満の浅いクレーター状骨縁下欠損	垂直性骨欠損、3mm以上の骨縁下欠損
当該歯の条件	補綴歯前提の場合が多い	天然歯、補綴歯どちらでも
審美性	歯肉ラインは下がる、歯が長くなる、ブラックトライアングルの出現	軽度の歯肉退縮の可能性
予知性・長期安定性	予知性は高い	再発のリスクあり

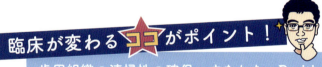

臨床が変わるココがポイント！
歯周組織の清掃性の確保、すなわち、Positive Architectureをめざそう！！

再生療法後、切除療法を行うことで生理的な骨形態を獲得した症例（図4-2-4a〜j）

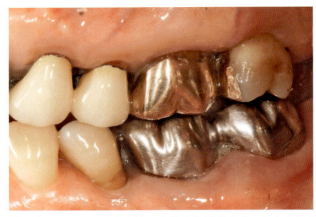
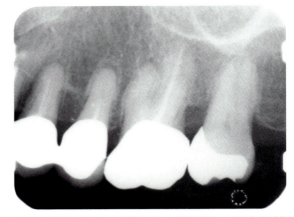

図4-2-4a、b 66歳女性。中等度歯周炎患者。左上臼歯部に4〜7mmの歯周ポケットを認める。清掃不良と不適合補綴装置により歯周炎を発症したと考えられる。デンタルX線写真では、明らかな深い垂直性骨欠損は認められない。

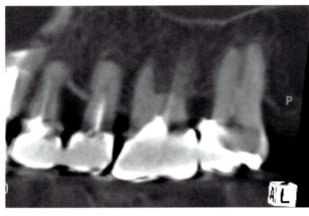
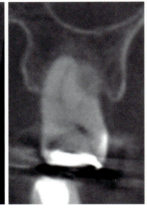

図4-2-4c、d CT画像によると|4の遠心と|7の頬側に深い垂直性骨欠損を認め、骨外科処置で対応することが困難であることがわかる。

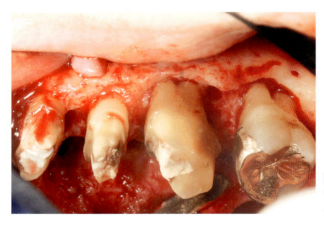

図4-2-4e 全層弁で剥離し、デブライドメントが終了した状態。デンタルX線だけでは判別できない深い垂直性骨欠損が認められる。根面処理後EMDの塗布と骨移植材料の填入を行った。

　再生療法を適応する場合は、患者の協力度やリスクファクターを考慮したうえで（Part4-Chapter1 ―再生療法の前に考えよう！　適応症の正しい選択―参照）、総合的に判断して行うことになるが、前述したように必ずしも再生療法を行っただけで、生理的な骨形態に改善できるとは限らない、このため、特に補綴予定歯については、1年程度経過を見たうえで再評価を行い、症例によっては切除療法を行い、残存した骨の形態異常を改善することもある（図4-2-4a〜j）。

4-2 切除療法と再生療法！？ どちらもゴールは生理的骨形態

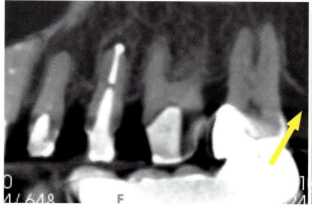

図4-2-4f、g 術後約1年経過時プロービング値はおおむ3～4mmに改善された。CT画像でも4遠心と7頬側の骨欠損はおおむね改善されている。しかしながら、7遠心に骨欠損が残存している。

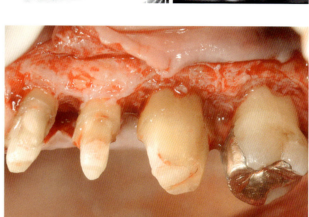

図4-2-4h 部分層弁で剥離。骨形態はおおむねなだらかな形態となっていた。残存した骨の形態異常に対して骨外科処置後、歯肉弁根尖側移動術を行った。

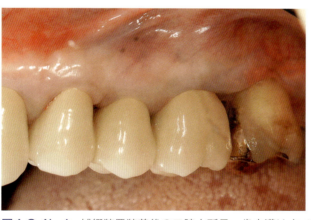

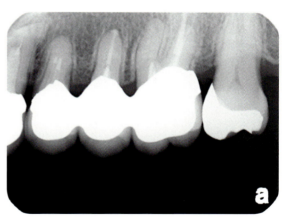

図4-2-4i、j 補綴装置装着後の口腔内所見。歯肉溝はすべて3mm以内となり、清掃性の高い歯周環境が確立できた。デンタルX線写真でも歯の周囲の骨は生理的な形態となり、安定している。

臨床が変わるココがポイント！
再生療法 or 切除療法は、まず切除療法で対応できる骨欠損かどうかを考えよう！！

〈参考文献〉
1) Papapanou PN, Wennström JL. The angular bony defect as indicator of further alveolar bone loss. J Clin Periodontol 1991;18(5):317-322.
2) Pontoriero R, Nyman S, Lindhe J. The angular bony defect in the maintenance of the periodontal patient. J Clin Periodontol 1988;15(3):200-204.
3) Kaldahl WB, Kalkwarf KL, Patil KD, Molvar MP, Dyer JK. Long-term evaluation of periodontal therapy: II. Incidence of sites breaking down. J Periodontol 1996;67(2):103-108.
4) Cortellini P, Tonetti MS. Focus on intrabony defects: Guided tissue regeneration. Periodontol 2000 2000;22:104-132.

Chapter 4-3 ここがポイント！切開と剥離のデザイン

1. 切開線の種類

歯周組織再生療法を良好な結果に導くためには、フラップのマネージメントが必須である。切除療法などのフラップとは異なり、いかに歯間乳頭部の狭い組織を温存し、軟組織の高さ、形態を維持し、内部に再生に必要なスペースを確保するかを考えなければならない。CortelliniとTonettiは歯間乳頭部の切開方法を図4-3-1のようにまとめている[1]。すなわち、歯間乳頭の幅が2mmより大きければMPPT（modified papilla preservation technique）[2]を選択し、その中でも、アクセスの容易なCortelliniの切開法（図4-3-2）、2mm以下であればSPPF（simplified papilla preservation flap[3,4]）とするものである。これは歯間部の幅が狭い場合や臼歯部では、手技が難しくなり、フラップの壊死に繋がりかねないため、切開線を近遠心的に長くとったデザインを推奨するものである。切開線の設定位置は以下の通りである（図4-3-3）。Cortelliniらは、この2つの切開線でほぼすべての症例に対応できるとしている。

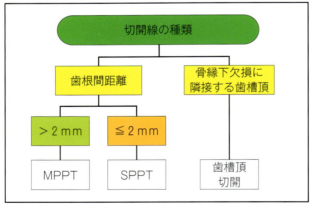

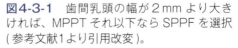

図4-3-1 歯間乳頭の幅が2mmより大きければ、MPPTそれ以下ならSPPFを選択（参考文献1より引用改変）。

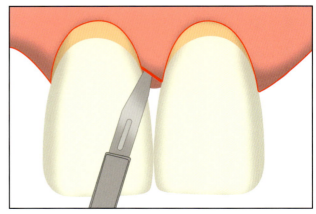

図4-3-2 歯根間距離が2mm以上ある場合。MPPTのうち、Cortelliniの切開法を示す。歯間乳頭部を頬側基底部で切開し、舌側のフラップにくっつけた状態で歯間乳頭部のフラップを剥離する（参考文献2より引用改変）。

図4-3-3 歯根間距離が2mm以下の場合。SPPFの切開線を示す。同じく頬側の基底部での切開であるが、近遠心的に距離を長くとるため、コンタクトポイント直下に向けて斜めに設定する（参考文献3より引用改変）。

2. 切開のポイント

　一般的には、どのような外科処置においても、歯肉切開の基本は、メスを持つ前に切開線を明確に決め、ライニングの後ディープニングによってシャープに切り分けることであるが、再生療法では軟組織の治癒が成否に直結するため、特に重要である。メスをノコギリのように出し入れすると断端が不揃いになり、治癒も悪くなるため、できるだけスムーズに動かす。その際、メスが骨面や歯に到達すると刃が鈍くなるため、切れないと感じた場合は早めに新たなメスに交換する。また、歯間乳頭部のフラップは舌側・口蓋側のフラップにつながった状態で剥離するが、（図4-3-4a、b）根面や歯槽骨との線維性の付着がきちんと切離されていなければフラップがちぎれる可能性がある。その場合は無理に剥がそうとせず、再度メスで切れていない部分を切離すると良い。

> **臨床が変わる ココがポイント！**
> 歯間乳頭部の切開はマイクロブレードを使用し、慎重、かつシャープに！　歯肉線維をしっかり離断、無理な剥離を避けよう！

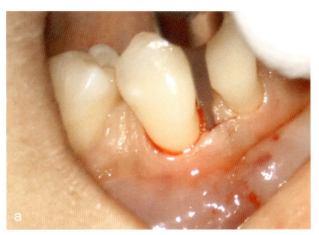 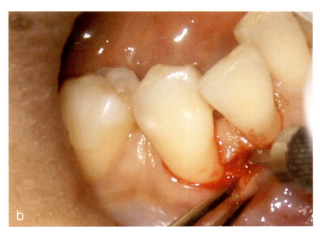

図4-3-4a、b　MPPTの切開線。a：マイクロブレードを用いて歯間乳頭部の頬側基底部で水平に切開。この際メスの角度は歯の長軸とほぼ平行。b：頬側のフラップを骨頂が見えるまで剥離したのち、aの切開線から今度は舌側/口蓋側に向けて切開する。歯間乳頭を歯間部歯槽骨から切離、骨欠損部の肉芽組織と切り離し、舌側/口蓋側の骨頂まで到達させる。

3. 剥離の範囲は？

フラップの剥離を行う際は、事前に骨欠損形態を十分に把握しておくことが大切である。剥離範囲を最小限にすることは再生に有利である（図4-3-6、Part6-Chapter4 —マイクロスコープを用いた再生療法—参照）が、フラップを剥離する際に考えるべきことは、術野を確保し、明示することと、器具操作を可能にすることである。もしデブライドメントが確実にできなければ、十分な再生は期待できないため、フラップデザイン云々以前の問題である。よって、視野の確保、器具のアクセスが困難で十分なデブライドメントができない場合は、迷わず従来通りフラップ剥離の範囲を延長する。また骨欠損の範囲が根の全周の1/3を超える欠損や重度の骨欠損、あるいは根分岐部病変への広がりがある場合も、従来通り大きく剥離して（図4-3-5a〜f）確実にデブライドメントすべきであるが、フラップの延長の順番として、骨欠損側のフラップの剥離を近遠心的に延長する、それでも足りなければ最後に縦切開を追加して視野を確保する。これはフラップを緊張なく縫合するためにも必要な考え方である。

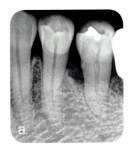
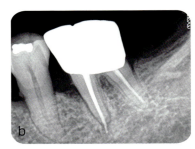
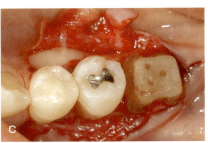
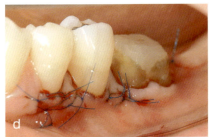
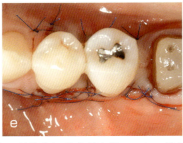
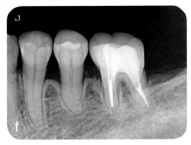

図4-3-5a〜f Extended flap を適用した、複数歯に及ぶ骨欠損。a、b：術前のX線画像。実際にはプロービング値とCT像から「5 6」近心から舌側、「6」根分岐部も含む骨欠損があり、フラップを大きく剥離しないとデブライドメントできないことがわかった。c：頰側、舌側ともに器具操作が十分行えるよう全層弁フラップを大きく剥離。d、e：縫合後の状態。近心には縦切開が入っているのがわかる。f：術後2年。歯槽硬線の明瞭化が認められる。

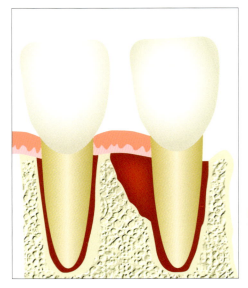

図4-3-6 骨欠損を取り囲む3つの組織。歯肉（フラップ）、歯槽骨、歯根。これらを術後可及的に動かないよう安定させることが血餅の維持につながり、再生療法の成功につながる。

4-3 ここがポイント！　切開と剥離のデザイン

こだわり "ペリオ" テクニック

歯間乳頭部は、歯間靱帯を十分に離断したうえで周囲組織を先に剥離し、最後に翻転する。

第4部

絶対に裏切らない再生療法

〈参考文献〉
1) Cortellini P, Tonetti MS. Clinical concepts for regenerative therapy in intrabony defects. Periodontol 2000 2015;68(1):282-307.
2) Cortellini P, Prato GP, Tonetti MS. The modified papilla preservation technique. A new surgical approach for interproximal regenerative procedures. J Periodontol 1995;66(4):261-266.
3) Cortellini P, Prato GP, Tonetti MS. The simplified papilla preservation flap. A novel surgical approach for the management of soft tissues in regenerative procedures. Int J Periodontics Restorative Dent 1999;19(6):589-599.
4) Cortellini P, Tonetti MS, Lang NP, Suvan JE, Zucchelli G, Vangsted T, Silvestri M, Rossi R, McClain P, Fonzar A, Dubravec D, Adriaens P. The simplified papilla preservation flap in the regenerative treatment of deep intrabony defects: Clinical outcomes and postoperative

morbidity. J Periodontol 2001;72(12):1702-1712.
5) Cortellini P, Tonetti MS. A minimally invasive surgical technique with an enamel matrix derivative in the regenerative treatment of intra-bony defects: A novel approach to limit morbidity. J Clin Periodontol 2007;34(1):87-93.
6) Cortellini P, Tonetti MS. Improved wound stability with a modified minimally invasive surgical technique in the regenerative treatment of isolated interdental intrabony defects. J Clin Periodontol 2009;36(2):157-163.
7) Cortellini P, Tonetti MS. Clinical and radiographic outcomes of the modified minimally invasive surgical technique with and without regenerative materials: A randomized-controlled trial in intra-bony defects. J Clin Periodontol 2011;38(4):365-373.

85

4-4 再生材料、何を、どう使う？

1. 主な再生材料とは？

再生療法において、骨移植材料に代表される再生材料は古くから用いられてきた（表4-4-1）[1]。自家骨移植[2]に始まり、GTRメンブレン（非吸収性メンブレン、吸収性メンブレン）[3,4]、他家骨移植材料（非脱灰凍結乾燥骨（FDBA）、脱灰凍結乾燥骨（DFDBA））、異種骨移植材料（脱タンパク無機ウシ骨（DBBM）など）（図4-4-1）、人工骨（β-TCP、ハイドロキシアパタイト（HA）など）、エナメルマトリックスデリバティブ（EMD）、リコンビナントヒト血小板由来増殖因子BB（rh-PDGF（GEM-21s®））、トラフェルミン（bFGF（リグロス®））などである。

これらの個々の材料の特性、効果をまとめると以下のようになる。

1）移植骨

自家骨は歯周組織再生に効果的であるが[2〜5]、ドナーサイトが必要であるため患者の負担は大きくなる。FDBAは単独、または自家骨併用で良好な結果[6]を示し、DFDBAはヒトの組織切片での新付着が証明[7]されている。異種骨移植材料（DBBM）も同様にコラーゲンメンブレンとの併用ではあるが、新付着を証明する組織切片の報告がある（図4-4-2）[8]。

表4-4-1 主な移植骨[1]（和泉雄一ら　ペリオのための重要16キーワード　ベスト320論文　臨床編より引用・改変）

分類	種類	代表的な商品、（商品名）
他家骨（allograft）	DFDBA (demineralized freeze-dried bone allograft)	OraGraft 他
	FDBA (freeze-dried bone allograft)	OraGraft
	DBA (dried bone allograft)	Puros
異種骨（xenograft）	ウシ由来	Bio-Oss（認可）他
	ウシ由来コラーゲン配合	Bio-Oss Collagen、ボーンジェクト（認可）
	ウマ由来	Equimatrix
人工骨（alloplast）	β-TCP	オスフェリオン、Cerasorb（認可）他
	ハイドロキシアパタイト（HA）	アパセラム（認可）、ボーンタイト（認可）他
	炭酸アパタイト	サイトランス グラニュール（認可）
	生体活性ガラス	Biogran 他

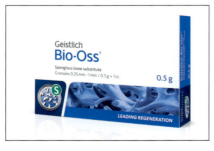

図4-4-1　Bio-Oss（画像提供：株式会社デンタリード）。

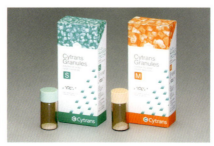

図4-4-2　サイトランス グラニュール（画像提供：株式会社ジーシー）。

2）バリアメンブレン

以前は非吸収性メンブレンを用いたGTRこそが再生療法の本流であったが、EMDの登場以降はGTR単独で行われることは少なくなった。その理由として、現在、非吸収性メンブレンは入手困難であり、また外科処置が2回必要なことなど、手技の煩雑さが挙げられるが、フラップの哆開、壊死などその合併症の頻度も起因している。これに代わり吸収性メンブレンが登場し、合併症も少ないことから、裂開状骨欠損などの場合には用いられることも多い（図4-4-3）。

3）EMD

現在のところ国内における再生療法の主流。物性はゲル状のため、減張切開も最小限で済み、軟組織に対して治癒促進作用もあるため、使用しやすい（図4-4-4）。

4）bFGF

2016年末より臨床応用が可能となった。大阪大学の村上伸也教授らの開発した歯周組織再生医薬品（図4-4-5）。EMDと同等またはそれ以上の効果が期待できるとされているが、臨床データはこれからである。現時点での臨床実感としては、強力な血管新生作用のおかげで、軟組織の治癒に対しては非常に良好な反応であり、今後のデータの蓄積が期待される。

これらのうち、長期データのないbFGFを除いて、現在もっとも効果が実証済みで、使用しやすいのはEMDである。EMD単独でGTR法とほぼ同等のCAL gainが得られ[9]、骨移植材料との併用療法でも良好な結果を示している。そして、GTR法に比べ明らかに合併症は少ない。少なくともデブライドメント終了後、根面にEMDを塗布することは手術の成績を良くすることはあっても、悪くする要因はないと考えられる。

こだわり"ペリオ"テクニック

移植材料やメンブレンなどを入れる場合は、縫合の前に歯肉弁が復位するか確認し、必要があれば減張切開を入れる。

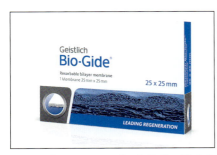

図4-4-3 Bio-Gide（画像提供：株式会社デンタリード）。

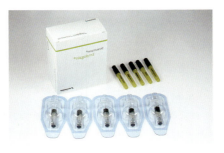

図4-4-4 エムドゲイン（画像提供：ストローマン・ジャパン株式会社）。

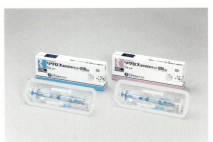

図4-4-5 リグロス（画像提供：科研製薬株式会社）。

2. 上手な再生材料の選択

　CortelliniとTonetti[10]は再生材料の選択について、フラップデザインと骨欠損形態を分けて図のようなディシジョンツリーを提唱している（図4-4-6）。これによると、EMDを用いる場合、骨欠損形態が3壁などの骨に囲まれている血餅を維持しやすい形態（Containing defect）ならEMD単味でよく、骨壁数が少なくなり、1壁や裂開状の形態（Noncontaining defect）の場合は骨移植材料やバリアメンブレンを用いるほうがよい。これは、EMD単味では歯間乳頭部が落ち込んで再生のためのスペースが潰れてしまうが、骨移植材料があると足場としてスペースを確保してくれることが有利にはたらくためと考えられる。いずれにせよ、骨欠損形態を術前に把握し、その情報から手術当日までに準備を整えておくことが大切である。

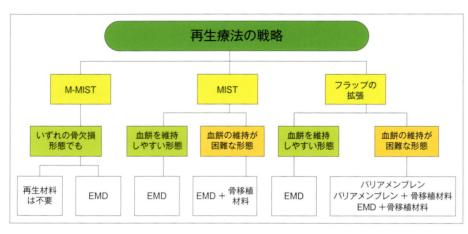

図4-4-6　再生材料の選択、骨欠損形態が不利になればなるほど、また、フラップデザインにおいて剥離範囲が大きくなるほど、EMDに加えて、骨移植材料や遮蔽膜を併用する[10]。M-MIST、MISTについてはPart 6-Chapter 5―マイクロスコープを用いた再生療法(MIST、M-MIST)―参照。

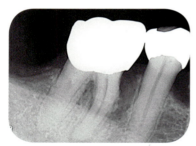

図4-4-7a　術前のデンタルX線写真。6̅近心根周囲には垂直性骨吸収像が認められる。

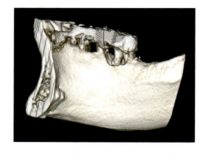

図4-4-7b　術前のCT像。舌側には裂開状の骨欠損形態を認めたため、骨移植材料の使用を決定した。

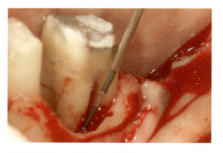

図4-4-7c　近心根舌側周囲に裂開状の骨欠損と2度の根分岐部病変が認められる。

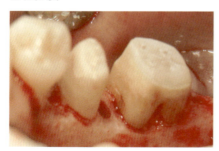

図4-4-7d　1年8ヵ月後のリエントリー時の所見。骨様の硬組織が認められた。

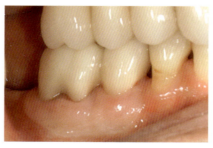

図4-4-7e　術後7年経過メインテナンス時の所見。良好な歯周組織を維持している。

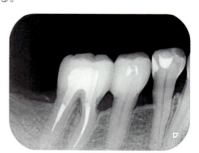

図4-4-7f　同デンタルX線写真。歯槽硬線も明瞭化している。

臨床が変わるココがポイント！

再生材料やフラップデザインの選択は骨欠損形態に左右されるため、術前にCTなどで三次元的な形態を詳細に診断し、手術に備える。

[3. 再生材料使い方のポイント]

デブライドメント終了後、フラップが緊張なく縫合できるかを実際にフラップを合わせてみて確認しておく。縫合までは一気に行うため、根面処理材、成長因子、骨移植材料、縫合などあらゆる材料を準備し、まずは根面のスミヤー層をEDTAなどで取り除く。生食洗浄後、根面に血液が触れる前に最初にEMD、bFGFなどの化学物質を塗布する。このタイミングは化学物質が術後根面にとどまるためにも重要と言われている。その後骨移植材料を使用する場合はこれを塡入、ただちに縫合する。歯間乳頭部には、最初の縫合を通しておいてから根面処理を行ってもよい。

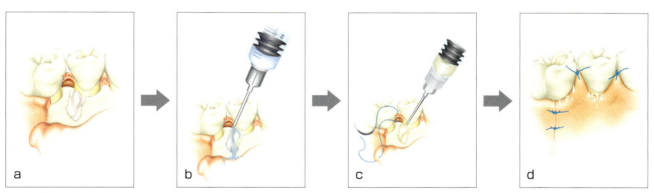

図4-4-8a〜d　a：根面のデブライドメント終了後、歯根膜腔や骨面、フラップからの出血をコントロールする。b：EDTAを塗布し、5分待ったのち、生理食塩水でよく洗浄する。c：縫合糸を通しておき、根面に唾液や血液が付く前に、一番に化学物質を塗布する。d：通してあった縫合糸を垂直マットレス縫合変法で縫合、断端を単純縫合する[11]。

〈参考文献〉
1) 和泉雄一, 伊藤公一, 佐藤秀一 [監修]. ペリオのための重要16キーワードベスト320論文. 臨床編. 世界のインパクトファクターを決めるトムソン・ロイター社が選出. 東京：クインテッセンス出版, 2015.
2) Schallhorn RG, Hiatt WH, Boyce W. Iliac transplants in periodontal therapy. J Periodontol 1970;41(10):566-580.
3) Gottlow J, Nyman S, Karring T, Lindhe J. New attachment formation as the result of controlled tissue regeneration. J Clin Periodontol 1984;11(8):494-503.
4) Laurell L, Gottlow J, Zybutz M, Persson R. Treatment of intrabony defects by different surgical procedures. A literature review. J Periodontol 1998;69(3):303-313.
5) Hiatt WH, Schallhorn RG. Intraoral transplants of cancellous bone and marrow in periodontal lesions. J Periodontol 1973;44(4):194-208.
6) Mellonig JT. Freeze-dried bone allografts in periodontal reconstructive surgery. Dent Clin North Am 1991;35(3):505-520.
7) Bowers GM, Chadroff B, Carnevale R, Mellonig J, Corio R, Emerson J, Stevens M, Romberg E. Histologic evaluation of new attachment apparatus formation in humans. Part III. J Periodontol 1989;60(12):683-693.
8) Camelo M, Nevins ML, Schenk RK, Simion M, Rasperini G, Lynch SE, Nevins M. Clinical, radiographic, and histologic evaluation of human periodontal defects treated with Bio-Oss and Bio-Gide. Int J Periodontics Restorative Dent 1998;18(4):321-331.
9) Kao RT, Nares S, Reynolds MA. Periodontal regeneration - intrabony defects: A systematic review from the AAP Regeneration Workshop. J Periodontol 2015;86(2 Suppl):S77-104.
10) Cortellini P, Tonetti MS. Clinical concepts for regenerative therapy in intrabony defects. Periodontol 2000 2015;68(1):282-307.
11) Cochran DL, Wennström JL, Funakoshi E, Heiji L [著], 船越栄次 [監訳]. エムドゲインを用いた再生療法の基礎と臨床. 東京：クインテッセンス出版, 2005.
12) Miron RJ, Sculean A, Cochran DL, Froum S, Zucchelli G, Nemcovsky C, Donos N, Lyngstadaas SP, Deschner J, Dard M, Stavropoulos A, Zhang Y, Trombelli L, Kasaj A, Shirakata Y, Cortellini P, Tonetti M, Rasperini G, Jepsen S, Bosshardt DD. Twenty years of enamel matrix derivative: The past, the present and the future. J Clin Periodontol 2016;43(8):668-683.

Chapter 4-5 再生療法が変わる！"こだわりペリオ"の縫合テクニック

1. 縫合は、再生療法の成功のカギを握る！

　CortelliniとTonetti[1]は、再生療法を満足のいく結果に導くための再生の3原則として①スペースの確保、②血餅の維持安定、③創傷部の保護が重要であると述べている。そのうちの1つの因子である「創傷部の保護」は、縫合と大きく関わり、切開部の血管吻合を早期に回復し初期閉鎖を得ることで、術後の創哆開を防ぎ、再生部位の細菌による汚染を回避することができる。

　また、Polimeniら[2]も、術後に創哆開・壊死が起こり、再生材料が口腔内に曝露され細菌が根尖側方向に増殖した場合、結果として歯周組織の再生は起こらないとした。

　よって、初期閉鎖の有無が再生療法の結果を左右すると言っても過言ではなく、いかに初期閉鎖を得るか、つまり縫合が、再生療法の成功のカギの一つと考えられる。

2. 初期閉鎖を獲得する"こだわりペリオ"の縫合テクニックとは？

　初期閉鎖を得るためには、縫合における原理原則を理解する必要がある。そこで、初期閉鎖をより確実に獲得するための"こだわりペリオ"の縫合テクニックについて解説する。

(1) end-to-endの縫合を心掛け、歯肉弁の下にスペースを確保する

　歯肉弁の断端どうしをbutt jointで合わせ創面が一次治癒を得やすい環境を作る縫合方法がend-to-endである（図4-5-1）。

　その際に使用する縫合方法には、図4-5-2a、bにある「垂直マットレス縫合変法」を用いることが多く、縫合糸で歯肉弁を寄せ合うと同時に、上下からサポートし、ちょうど骨欠損上に橋を渡し歯肉弁下部に再生のスペースを作るイメージで縫合を行う。

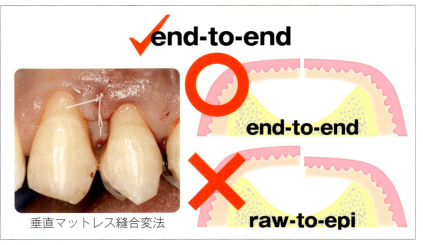

図4-5-1　end-to-end。歯肉弁の断端どうしをbutt jointで合わせ創面が一次治癒を得やすい環境を作る縫合方法である。

4-5 再生療法が変わる！ "こだわりペリオ"の縫合テクニック

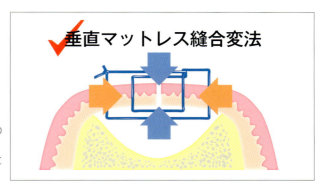

図4-5-2a　垂直マットレス縫合変法とその作用。縫合糸で歯肉弁を寄せ合うと同時に、上下からサポートし骨欠損上に橋を渡すことで歯肉弁下部に再生のスペースを作る。

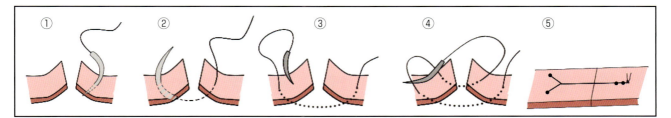

図4-5-2b　垂直マットレス縫合変法の手順。垂直マットレスを行い、最後にループ部分を通し、結紮する。

(2) 縫合糸が貫通している周囲は炎症性細胞浸潤が認められるため、歯肉弁への刺入位置に注意する

Leknesら[3]は、縫合糸が貫通している周囲2mm（半径1mm）の範囲には、炎症性細胞浸潤が認められ縫合糸間の距離が近くなりすぎると炎症により創哆開が生じる可能性があるとした（図4-5-3）。重要なことは、縫合糸間に炎症のない健全な組織を1mm以上確保することである。したがって、図4-5-4のようにマットレス縫合を用いる場合は、縫合糸間の距離はおのずと3mmと決まってくる。

さらに、この原則に則った場合、歯肉弁の断端にも注目する必要がある。歯肉弁の断端にも炎症が生じており、特に図4-5-5のように歯間乳頭部に水平切開を入れた場合、歯間乳頭部の幅が広い場合は、歯肉弁の断端から3mmの位置に刺入できるが、幅が狭い場合には、縫合糸周囲に全周3mmを確保しようとすると切開部から離れた位置に刺入せざるをえない状況になる。初期閉鎖を確実に得ようとすると、刺入位置も考慮しつつ縫合する必要がある。

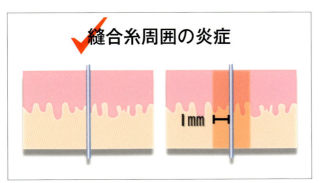

図4-5-3　縫合糸周囲の炎症の範囲[3]。縫合糸が貫通している周囲2mm（半径1mm）の範囲には、炎症性細胞浸潤が認められる。

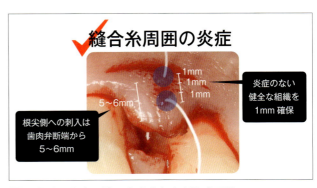

図4-5-4　炎症の範囲を考慮した刺入位置[3]。

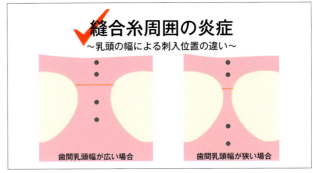

図4-5-5　歯間乳頭幅の違いによる刺入位置。歯間乳頭の幅を考慮し、歯肉弁の断端から最低3mmを確保した位置に刺入する。

(3) 縫合針の刺入は、組織に対して 90°を心掛ける

縫合針を直角に刺入するというのは、縫合をする際の基本であるが、なかなか困難なのが現実ではないだろうか。要は、斜めに刺入することで刺入の深さが浅く、結紮すると epi-to-epi になりやすい。それを直角に刺入することで、前述の end-to-end を獲得しやすくなり創面が密接に合わさることで一次治癒が得られやすい（図 4-5-6a、b）。

また、組織の断面で刺入角度を見た場合、縫合糸が斜めに刺入された場合は、直角に刺入された場合と比較して炎症が広範囲に起こることで、術後創哆開が起こるリスクが高くなる。したがって、刺入に関しては可及的に 90°に刺入することを推奨する（図 4-5-7a、b）。

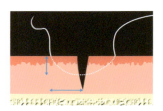 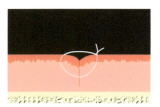 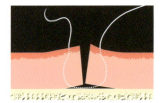 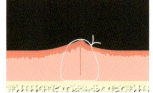

図4-5-6a 斜めに刺入した場合。epi-to-epi の縫合になりやすい。

図4-5-6b 直角に刺入した場合。end-to-end を得られやすい。

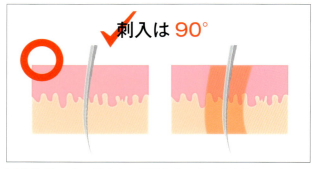 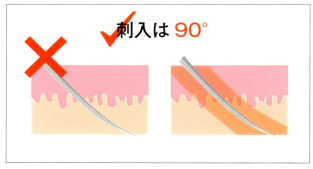

図4-5-7a、b 縫合糸の貫通角度による炎症範囲の違い。直角に刺入された方が炎症範囲が狭く、術後創哆開のリスクを下げられる。

こだわり"ペリオ"テクニック

①創面は、end-to-end で密接に歯肉弁を合わせる。
②歯肉弁断端からと縫合糸間の距離は 3 mm あける。
③縫合針の刺入は直角を心掛ける。

3. たかが縫合、されど縫合！

　冒頭に述べたように、縫合は、再生療法の成功の鍵を握ると言っても過言ではないぐらいに非常に重要なステップである。単に創面を閉鎖するだけの行為ではなく、創哆開が起こらないように原理原則を理解したうえで慎重かつ繊細に行わないと思った結果にはならない。

　1ステップごと、歯肉弁の位置ずれがないか、縫合糸の刺入位置、刺入の深さ・角度は適切かなどを確認しながら行う必要がある。たかが縫合と思わず、創面の術後の治癒をイメージしながら適切な縫合を心掛けたいところである。

臨床が変わるココがポイント！

手術終了まで集中力を切らさず、歯肉弁の断端を緊密に合わせることに注力しよう。

〈参考文献〉
1) Cortellini P, Tonetti MS. Clinical concepts for regenerative therapy in intrabony defects. Periodontol 2000 2015; 68(1): 282-307.
2) Polimeni G, Xiropaidis AV, Wikesjö UM. Biology and principles of Periodontal wound healing/regeneration. Periodontol 2000 2006; 41:30-47.
3) Leknes KN, Røynstrand IT, Selvig KA. Human gingival tissue reactions to silkand expanded polytetrafluoroethylene sutures. J Periodontol 2005; 76(1): 34-42.

再生療法と矯正治療、そのタイミングは？

Part 4 Chapter 4-6

1. 再生療法と矯正治療、どちらが先か？

歯列不正が誘因となった咬合性外傷によって垂直性骨欠損が生じた歯や、垂直性骨欠損のある病的に移動した歯（PTM）を保存する場合、歯周組織再生療法などの歯周外科処置に加え、矯正治療を治療計画に組み込む必要性が考えられる。

そのとき、まず最初に考えないといけないのは、矯正治療を先に行うか、再生療法を先に行うかという問題である。炎症の抑制を行えば、骨縁下欠損をともなう歯を矯正移動しても、付着の喪失は生じなかった[1]という報告や、骨欠損に向かって水平的に移動すると付着が増加する[2]、あるいは、圧下することで骨縁下欠損が改善する[3]という報告がある。このため、十分に歯肉縁下のデブライドメントを行っていれば、再生療法を行わなくても、矯正歯科治療を行って良好な結果が得られると考えられる。ところが、炎症が存在する状況では、骨欠損が存在する歯を矯正移動するとさらに付着の喪失が進行する[4]という報告もあるため、不十分なデブライドメント

やプラークコントロールの不良によって、骨縁下欠損のさらなる進行が起こる可能性がある。Nemcovskyら[5]は、実験的にラットの臼歯に骨縁下欠損を作製し、欠損側に向かって歯の移動を行い、付着の変化を観察している。上皮のダウングロースは阻止され、プロービング値も減少したが、長い上皮性付着は防ぐことはできなかったと報告しており、矯正治療よりも再生療法を優先する必要があると述べている。このことから、前歯に認められるPTMについては、プラークコントロールも行いやすく、強い咬合力も加わらないため、十分な炎症の制御を行えば、再生療法を行わなくても、歯の移動を行うことは可能とも考えられる。しかしながら、咬合性外傷によって臼歯に認められた垂直性骨欠損については、プラークコントロールも行いにくく、歯の移動にともない、さらに強い外傷力が加わる可能性も考えられるため、矯正治療を行う前に、可能な限り、再生療法を行うほうが望ましいと考える。

2. 再生療法後、矯正治療を行うタイミングは？

再生療法後どのくらい待って矯正治療を行うかのタイミングの問題も重要である。近年、再生療法後2週の早期に矯正治療を開始したほうが、歯周組織の再生にも有利であるという報告がある[6]。また、適切な歯の移動を行うことで、組織学的に有意に骨再生が起こったり[7]、歯に矯正力を加えることで、歯周組織を構成する細胞から、再生に有利となる成長因子の発現が多く認められたという報告などもある[8]。このため、可能な限り早く、できれば再生療法後2〜4週間ぐらいで、矯正治療を開始するほ

うが再生に有利ということが言える。しかしながら、これらの臨床研究は、PTMを起こした前歯部の骨欠損に対する研究が多く、矯正治療中の歯に強い咬合力が加わっていないことが予想される。そのため、外傷性咬合にさらされた臼歯部骨縁下欠損については、再生療法によってある程度付着が改善した後、可能であれば6ヵ月程度待ってから矯正治療を開始するほうが望ましいのではないかと考える（図4-6-1〜3）。一方、PTMを起こした前歯部骨欠損については、再生療法後比較的早期に矯正力をかけ

4-6 再生療法と矯正治療、そのタイミングは？

ても問題ない可能性が高い（図4-6-4）。さらに部分矯正においては、移動させる歯以外は原則動かない、すなわち、既存の咬頭嵌合位を保ったまま歯が移動するため、矯正力を加えた歯に強い早期接触が生じる可能性がある。臼歯部は矯正治療中に常に咬合力が加わることを考え、患者の咬合力やパラファンクションの有無、矯正治療が部分矯正なのか全顎矯正なのかなどを考慮したうえで、矯正治療の開始時期を検討する必要があると考える。

臼歯部に骨縁下欠損を有する著しい上顎前突症例に対して再生療法と矯正治療で対応した症例（図4-6-1～4-6-3）

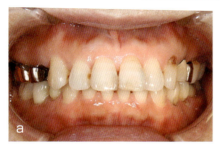
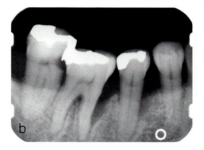
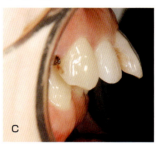

図4-6-1a～c 54歳、女性。**a**：著しい上顎前突と臼歯部への咬合性外傷によって、臼歯部に進行した歯周炎が認められた。**b**：右下臼歯部には深い垂直性骨欠損が認められ、垂直的な歯の動揺を認めた。**c**：著しい上顎前突により前歯の咬合は失われ、日常のクレンチングもあり臼歯部に骨欠損が多数認められた。

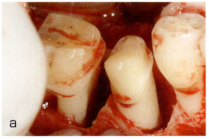
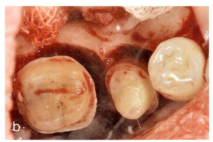
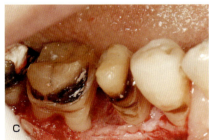
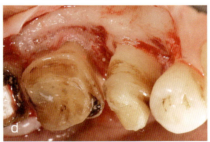

図4-6-2a～d **a、b**：右下臼歯部には、近心側から舌側に連続する深い骨欠損を認めた。EMDと骨補填材料を用いて、再生療法を行った。**c、d**：その後、6ヵ月以上経過した後、全顎的な矯正治療を開始した。矯正治療終了後、残存した骨欠損について骨外科処置を行い、遊離歯肉移植を行った。骨欠損は消失し、骨様組織で満たされ、歯周組織の再生が認められた。

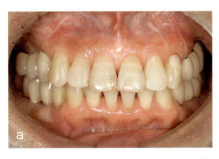
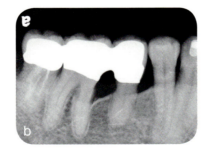
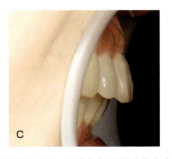

図4-6-3a～c **a**：上顎臼歯はインプラント補綴で対応した。咬合関係は安定しており術直後とほとんど変化は認められない。**b**：補綴装置装着後6年経過時、再生療法後10年経過時のデンタルX線写真。骨欠損は生理的な形態で維持されており、歯槽硬線も明瞭化している。**c**：全顎矯正によって、前歯の被蓋関係は正常となり、適切なアンテリアガイダンスが獲得された。

病的歯の移動をともなう垂直性骨欠損への対応（図4-6-4a〜f）

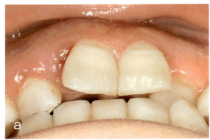
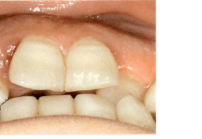
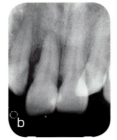
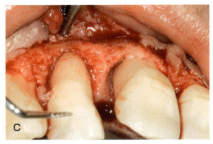
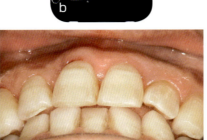
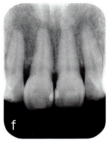

図4-6-4a〜f　52歳、女性。a、b：1」遠心側に深い骨縁下欠損を認め、側切歯との間には歯間離開があり、中切歯は唇側に移動している。c：まず、EMDと骨補填材料を用いて再生療法を行った。d：2ヵ月ほど治癒を待った後、矯正治療を開始した。e、f：術後6年経過時の状態。適切な被蓋関係が獲得でき、骨欠損も消失し安定している。

臨床が変わるココがポイント！

可能な限り、矯正歯科治療の前に再生療法を！
咬合力に配慮して、矯正治療の開始時期を検討しよう！

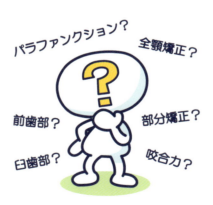

〈参考文献〉
1) Polson A, Caton J, Polson AP, Nyman S, Novak J, Reed B. Periodontal response after tooth movement into intrabony defects. J Periodontol 1984;55(4):197-202.
2) Geraci TF, Nevins M, Crossetti HW, Drizen K, Ruben MP. Reattachment of the periodontium after tooth movement into an osseous defect in a monkey. 1. Int J Periodontics Restorative Dent 1990;10(3):184-197.
3) Cardaropoli D, Re S, Corrente G, Abundo R. Intrusion of migrated incisors with infrabony defects in adult periodontal patients. Am J Orthod Dentofacial Orthop 2001;120(6):671-675.
4) Wennström JL, Stokland BL, Nyman S, Thilander B. Periodontal tissue response to orthodontic movement of teeth with infrabony pockets. Am J Orthod Dentofacial Orthop 1993;103(4):313-319.
5) Nemcovsky CE, Sasson M, Beny L, Weinreb M, Vardimon AD. Periodontal healing following orthodontic movement of rat molars with intact versus damaged periodontia towards a bony defect. Eur J Orthod 2007;29(4):338-344.
6) Cardaropoli D, Re S, Manuzzi W, Gaveglio L, Cardaropoli G. Bio-Oss collagen and orthodontic movement for the treatment of infrabony defects in the esthetic zone. Int J Periodontics Restorative Dent 2006;26(6):553-559.
7) Nemcovsky CE, Beny L, Shanberger S, Feldman-Herman S, Vardimon A. Bone apposition in surgical bony defects following orthodontic movement: A comparative histomorphometric study between root- and periodontal ligament-damaged and periodontally intact rat molars. J Periodontol 2004;75(7):1013-1019.
8) Guajardo G, Okamoto Y, Gogen H, Shanfeld JL, Dobeck J, Herring AH, Davidovitch Z. Immunohistochemical localization of epidermal growth factor in cat paradental tissues during tooth movement. Am J Orthod Dentofacial Orthop 2000;118(2):210-219.

第5部

こだわりペリオから学ぶインプラント治療

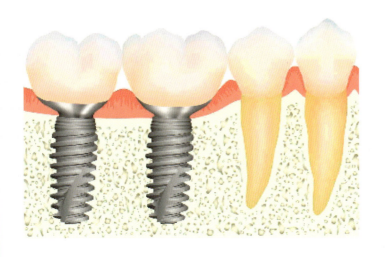

5-1 やっぱり大事、インプラントポジション／ 98

5-2 骨レベルに配慮した
　　サイトディベロップメント／ 102

5-3 だからいるんですインプラント周囲の
　　角化粘膜／ 106

5-4 抜歯窩をどう診る!?
　　アプローチ法＆
　　治療オプション／ 110

5-5 フラップ or フラップレス？前歯部
　　抜歯即時インプラント／ 116

5-6 インプラント治療の落とし穴、
　　インプラント周囲炎とは？／ 120

Chapter 5-1 やっぱり大事、インプラントポジション

1. インプラント治療とペリオのかかわり

　Aidaら[1]の研究によると、日本人の永久歯9,115本の抜歯理由の41.8%は歯周病であり、歯の喪失原因の第1位として報告している。この割合は、45歳以上の患者で、より顕著になると報告されており、言い換えると、インプラント治療の対象となる患者の多くは、歯周病患者であると考えられる。

　歯周病患者にインプラント治療を行う場合には、残存歯に歯周病罹患歯が多く、欠損部の歯槽骨もダメージを受けていることから、歯周外科やGBRなどの複雑な治療が必要となる。また、プラークコントロールを徹底するためにも、残存歯だけでなくインプラント周囲においても清掃性の高い環境を構築しなければならない。したがって、清掃性を考慮した位置にインプラントを埋入し、清掃しやすい上部構造を装着することがポイントとなる。このように、インプラント治療の基本的原則は歯周治療と共通するものであり、これらを実践するために、必要不可欠な要素がインプラントポジションである。

　1990年代初めまでは、オッセオインテグレーションの獲得を優先事項としていたため、骨のあるところに埋入するという「外科主導型（ボトムアップトリートメント）インプラント治療」が行われていた。しかし、GBRの手法や再生材料の進化、歯科用CTの発展により、1990年代半ばより「補綴主導型（トップダウントリートメント）インプラント治療」が推進されるようになった。外科主導型の場合、骨の段差があってもそのまま埋入されるため、結果的に清掃しにくい部位が生じることがあり、インプラント周囲炎のリスクが高まる。一方、補綴主導型の場合、硬・軟組織の増大によって残存歯との連続性が得られ、術者にとっても患者にとってもメインテナンスしやすい口腔内環境を構築することが可能となる。

　これらのことから理想的には補綴主導型が望ましい。そのため、治療計画においては、模型上のワックスアップで機能的・審美的に適切で清掃性を考慮した上部構造の位置を決定し、それに基づきインプラントの埋入位置を決定することが求められる（図5-1-1a～f）。

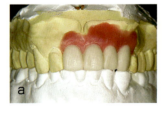
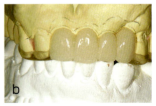
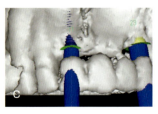
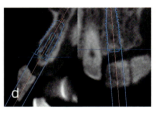
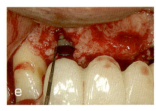
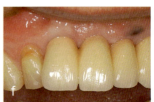

図5-1-1a～f　CT上でシミュレーションした埋入位置決定の流れ。**a**：模型上でワックスアップし、形態、審美性、対咬関係、増大量等をチェックする。**b**：歯の部分のみを造影性のあるレジンで置き換えて診断用のテンプレートを製作、これを口腔内に装着しCTを撮影する。**c、d**：CTデータをシミュレーションソフトに読み込んで、補綴の形態からインプラントの三次元的位置を決定する。GBRの増大量もおのずと決定する。**e**：埋入手術時に診断用テンプレートを用いることで、計画通りのポジションかどうか確認できる。**f**：最終補綴装置装着後の状態。

2. こだわりペリオのトップダウントリートメント

　補綴主導型インプラント治療を立案する際、インプラントの位置、埋入方向、深度を考えることで、インプラントのサイズの選択だけでなく、上部構造の種類やGBRの必要性など治療計画が形として見えてくる。

　適切な埋入ポジションは、①近遠心的位置 ②頬舌的位置 ③埋入深度 ④軸方向 の4要素で決定される。これらすべての条件を満たさなければ、適切な上部構造の作製とインプラント周囲組織の健康維持は困難となる。それぞれの詳細について下記に示す。

1）近遠心的位置

　近遠心的なインプラントポジションは、将来の補綴物の真下にくることが望ましい。また、隣在する天然歯との距離1.5mm、インプラントとの距離3mmという近接限界が存在する[2]ことに注意する（図5-1-2a、b）。これは、インプラントにアバットメントを連結後、生物学的幅径（Biologic width）が再構築され、インプラント周囲に約1.5mmの範囲に骨吸収が起こる[3]ことから、その影響を最小限にするために推奨されている。また、この数値は隣接部の骨が吸収する近接限界を示したものであり、適切なインプラントの位置は補綴主導から導き出したほうが良い。したがって、埋入位置は最終補綴の形態を模倣した外科用テンプレートを使用して決定する（図5-1-3a～e）。

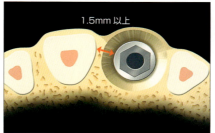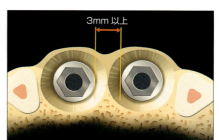

図5-1-2a、b インプラント周囲に生物学的幅径（Biologic width）が再構築され、インプラント周囲約1.5mmの範囲に骨吸収が起こる。したがって、天然歯とインプラントは1.5mm以上離し、インプラントとインプラントは3mm以上離すことで骨吸収を防ぐ[2]。

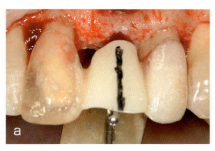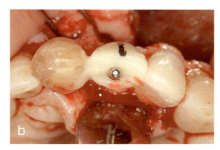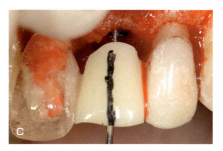
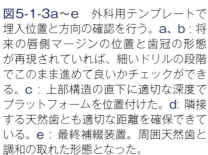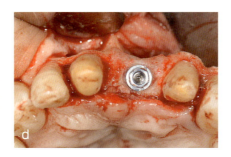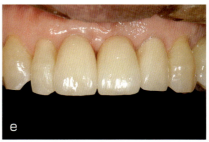

図5-1-3a～e 外科用テンプレートで埋入位置と方向の確認を行う。**a、b**：将来の唇側マージンの位置と歯冠の形態が再現されていれば、細いドリルの段階でこのまま進めて良いかチェックができる。**c**：上部構造の直下に適切な深度でプラットフォームを位置付けた。**d**：隣接する天然歯とも適切な距離を確保できている。**e**：最終補綴装置。周囲天然歯と調和の取れた形態となった。

こだわり"ペリオ"テクニック

ドリリングは全体を見ながら進める。特に隣在歯、対合歯との関係を常にチェックし、修正可能な細いドリルの段階で三次元的な位置、方向を確認するくせをつける。

2）頬舌的位置

抜歯後は頬側の骨が吸収し、骨幅の中に埋入しようとすると、必然的にやや舌側寄りとなる。この位置では上部構造の清掃性の確保が難しいだけでなく、力学的にも不利となる。したがって、将来の補綴物の直下（審美領域では直下よりやや口蓋側寄り）で、インプラントの頬側に最低2mm以上の骨の厚みが確保できる位置に埋入する[4]。骨吸収が大きく頬側の骨が不足する場合はGBR等で骨増生することを考慮する。また、審美領域においても、埋入時の頬側に1mm以下の薄い骨の厚みしかない場合、骨吸収にともなう歯肉退縮を招くことが危惧されることから、同様にGBRなどによる対応を考慮する（図5-1-4）。

3）埋入深度

埋入深度については、将来の上部構造の唇側中央マージンの最下点から約3mm（2～4mm）下方にインプラントのプラットフォームを位置付けることが望ましい。

また、骨頂との位置関係から見ると、粘膜の厚みによってインプラント周囲の生物学的幅径（Biologic width）の再構築による骨吸収の量が違うことから、粘膜が薄い場合には骨縁下（sub-crestal）埋入になることが多く、粘膜が厚い場合は骨縁（crestal）埋入となる。したがって、軟組織の厚みによってインプラントのプラットフォームの深度の位置を変化させる（図5-1-5）。

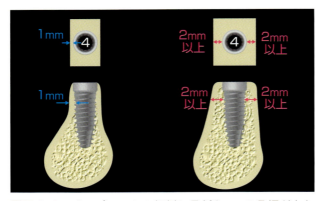

図5-1-4 インプラントの頬側に最低2mmの骨幅があれば、将来の歯肉退縮を予防するうえで有利である。

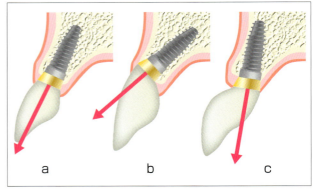

図5-1-6 インプラントの埋入方向によっても結果は大きく変化する。**a**：切端よりやや口蓋側に向かう理想的な埋入方向。**b**：唇側に向かう方向。補綴が困難で将来の歯肉退縮も起こりやすい。**c**：口蓋側に向いた方向。審美的結果を得ようとすると唇側へ張り出した形態になり、清掃性および力学的安定にとっても好ましくない。

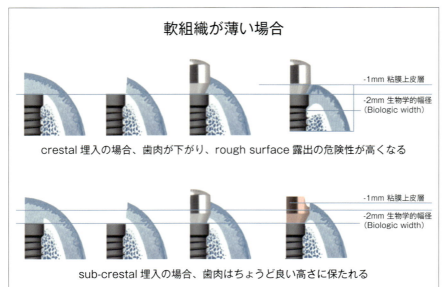

図5-1-5 インプラント埋入時の骨頂からの位置関係を示す。軟組織が薄く、頬側骨も薄い場合、骨縁（crestal）埋入だと歯肉退縮が起こり、フィクスチャーが露出する危険性が生じる。骨縁下（sub-crestal）埋入（骨頂より1mm縁下）の場合、歯肉が退縮してもちょうど良い高さに保たれる。（画像提供：ジンマー・バイオメット・デンタル株式会社）

4）軸方向

インプラントポジションが正しくても埋入方向が正確でなければ、治療結果に影響を与える（図5-1-6）。特に審美領域においては、インプラントの長軸方向が上部構造の切端方向、できれば切端のやや口蓋側に向かう方向に埋入することが望ましい。より正確な方向を決定するには、術前に造影性のある外科用テンプレートを用いてCTを撮影し、埋入ポジションを決定することが有効である。

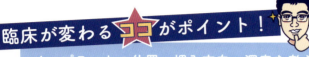

インプラントの位置、埋入方向、深度を考えることで、インプラントのサイズの選択だけでなく、上部構造の種類やGBRの必要性など治療計画が形として見えてくる。

3. こだわりペリオの予知性の高いインプラント治療

歯周疾患により骨レベルが低くなった部位にインプラントが埋入された場合、骨の段差が生じることにより、インプラント周囲にプラークが溜まりやすくなる（図5-1-7）。このような状況を防ぐためには、骨レベル、歯肉レベル、歯とインプラントの位置の連続性を得ることが重要である（図5-1-8）。この連続性を獲得するためには、適切なインプラントポジションに埋入するとともに、骨・歯肉を望ましい条件に整えること（サイトデベロップメント）で、予知性の高いインプラント治療が達成できる。

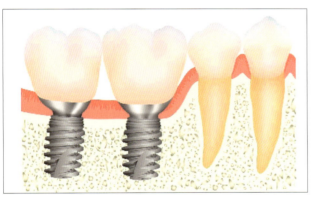

図5-1-7　骨の段差があると、インプラント周囲にプラークが溜まりやすい。

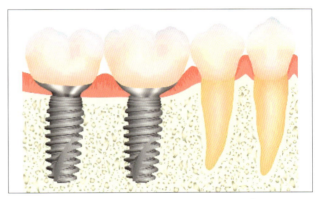

図5-1-8　骨レベル、歯肉レベル、歯とインプラントの連続性が得られた状態。

〈参考文献〉
1) Aida J, Ando Y, Akhter R, Aoyama H, Masui M, Morita M. Reasons for permanent tooth extractions in Japan. J Epidemiol 2006;16(5):214-219.
2) Grunder U, Gracis S, Capelli M. Influence of the 3-D bone-to-implant relationship on esthetics. Int J Periodontics Restorative Dent 2005;25(2):113-119.
3) Tarnow DP, Cho SC, Wallace SS. The effect of inter-implant distance on the height of inter-implant bone crest. J Periodontol 2000;71(4):546-549.
4) Miyamoto Y, Obama T. Dental cone beam computed tomography analyses of postoperative labial bone thickness in maxillary anterior implants: Comparing immediate and delayed implant placement. Int J Periodontics Restorative Dent 2011;31(3):215-225.

Chapter 5-2 骨レベルに配慮したサイトディベロップメント

1. 特に注意！ 歯周病患者へのインプラント治療

　昨今、インプラント治療を行った患者のインプラント周囲炎の罹患率が増加し[1,2]、世界的に問題となっている。インプラント周囲炎は歯周炎の既往のある患者で高頻度に認められ[2,3]、歯周病で歯を失った患者に対してインプラント治療を行うとき、歯周病患者の特徴を十分理解してインプラント治療を行う必要がある。

2. 重度歯周病患者の欠損部顎堤の特徴は？

　進行した歯周炎によって歯を失った場合、欠損部顎堤は吸収し、以下のような特徴と問題点が存在する。
（1）水平的あるいは垂直的な高度な顎堤吸収。
　十分な骨幅がない状態のままでインプラント埋入を行うとインプラント周囲に適切な硬組織が存在せず、インプラント自体が骨から露出する可能性がある。垂直的に吸収している場合は、適切な長さのインプラントを選択できない可能性がある。
（2）口腔前庭が浅く、角化粘膜が乏しい。

インプラント周囲の清掃性を妨げたり、インプラント周囲軟組織の退縮の原因となる可能性がある。
（3）残存天然歯と間に垂直的な段差が生じる。
　インプラント周囲、天然歯周囲の清掃性を妨げる可能性が考えられる。
　これらのことは、歯周病患者に対するインプラント治療の長期的な安定を脅かす要因であり、顎堤吸収が認められた場合、適切な硬・軟組織の再建を行わなければ、清掃性の高いインプラント周囲組織を獲得することができない（図5-2-1）。

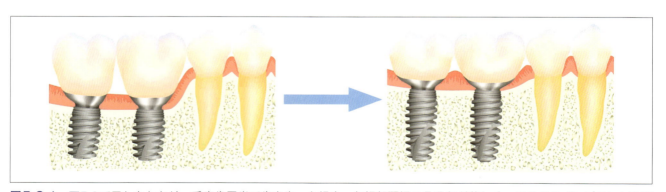

図5-2-1　図5-1で示したとおり、重度歯周炎で歯を失った場合、欠損部顎堤の骨吸収が著しく、このままインプラント治療を行うとインプラント周囲組織の清掃性が悪くなる（左図）。適切なサイトディベロップメントを行い、天然歯と骨レベルの連続性を得ることで、清掃性の高いインプラント周囲組織が獲得できる（右図）。

3. サイトディベロップメントの手法とは？

欠損部顎堤の硬組織による再建術を表5-2-1に示す。これらを比較した場合、仮骨延長術が増大量がもっとも多く術後の安定も得られやすいとの報告もあるが[4, 5]、合併症も多く、取り組みにくい手法といえる。GBRはこれらの中で合併症が少なく、異種骨と併用することで、術後の吸収量も抑えることができる[6]ことから、一般開業医にとって、もっとも取り組みやすい方法といえよう。

(1) メンブレン

GBRによる再生の3条件である細胞・足場・増殖因子（図5-2-2）のうち、足場を構築する要素のメンブレンは重要で、現在さまざまな材料が供給されている。表5-2-2で代表的なメンブレンを示す。

d-PTFEメンブレンとチタンメッシュは、非吸収性で一定期間経過した後再度撤去する必要があり、粘膜弁から露出した状態で長期間経過すると、感染するリスクがある。一方、乳酸／グリコール酸メンブレンやコラーゲンメンブレンは、吸収性で除去する必要がなく、感染のリスクも少ない。さらに、GBRだけでなく、歯周組織再生療法にも使用可能である。天然ポリマーの中でもクロスリンクコラーゲンメンブレンは特に吸収速度が遅く、GBRに望ましいと考えられる。ところが、これら吸収性メンブレンを用いてGBRを行う場合、それ単独では賦形性が悪く、大きく骨造成を行うのには不向きである。チタンメッシュやチタン強化型d-PTFEメンブレンは、賦形性がよく、水平的に大きく骨造成を行ったり垂直性骨造成を行う場合に適している。

(2) 骨移植材料

さらにもう一つの足場の要素である骨移植材料を表5-2-3に示す。

近年では、自家骨単独は術後吸収が大きく、異種骨に自家骨を半分程度混和した移植材料が、造成量が大きく術後吸収も少ないと報告されている[7]。

(3) 増殖因子

そして、増殖因子としては、以下のようなものが存在し、歯科領域で使用されてきた。

・PRGF（多血小板血漿）（自己血から採取）
・rhPDGF-BB（組換えヒト血小板由来増殖因子）
・rhBMP-2（組換えヒト骨形成タンパク質）
・bFGF（塩基性線維芽細胞増殖因子）
・EMD（エナメルマトリックスデリバティブ）

これらは骨移植材料に混和される場合がある。

表5-2-1 欠損顎堤の硬組織による再建術

術式	特徴
ブロック骨移植	下顎枝外側部などから採取、チタンスクリューなどで固定する。
スプリットクレスト	骨幅のうすい歯槽堤を近遠心的に切れ目を入れ、骨幅を広げる。
仮骨延長術	術後の安定を得られやすいが、術中に合併症が起こりやすい。
骨誘導再生術（GBR）	異種骨を併用することで術後の吸収量を減らすことができる。

表5-2-2 代表的なメンブレンの素材

素材	メンブレンの種類
合成ポリマー	d-PTFEメンブレン
	乳酸／グリコール酸メンブレン
天然ポリマー	天然コラーゲン
	クロスリンクコラーゲンメンブレン
金属	チタンメッシュ

表5-2-3 骨移植材料の種類

骨分類	種類
自家骨	口腔内（臼後部、オトガイ部、欠損部歯槽堤、外骨症部）
	口腔外（腸骨）
他家骨	非脱灰凍結乾燥骨（FDBA）
	脱灰凍結乾燥骨（DFDBA）
異種骨	ウシ由来（ABBM）
	ウマ由来（AEBM）
人工骨	水酸アパタイト、炭酸アパタイト
	β-TCP

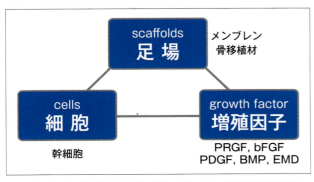

図5-2-2 組織再生3条件がそろうことで骨再生が得られる。

実際の欠損部顎堤の吸収程度にあわせて、使用するメンブレンや骨移植材料を決定し、増殖因子を加えるかどうかを判断する。インプラント周囲に適切な幅と高さの硬組織を再建し、十分な幅の角化粘膜を得ることで、清掃性の高いインプラント周囲環境が獲得できる（図5-2-3〜6）。

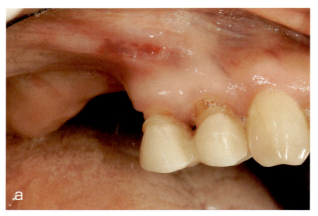
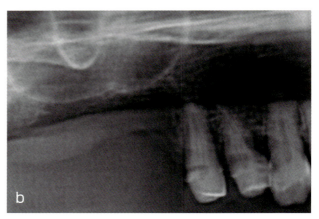

図5-2-3a、d　a：6を高度の骨吸収で失ったため、著しい顎堤の垂直性吸収が認められる。b：上顎洞も存在し、既存骨は2mm程度しか認められない。

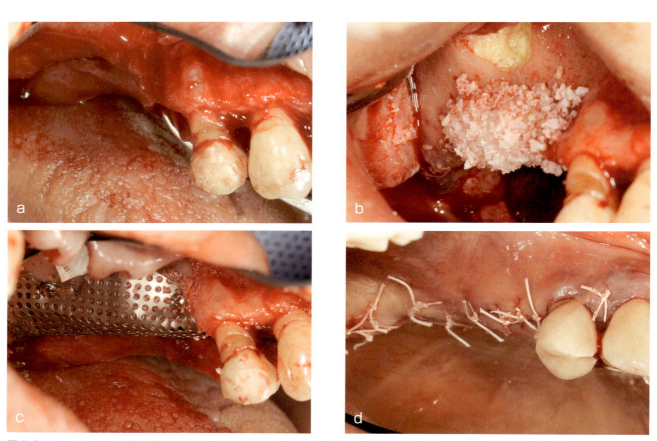

図5-2-4a〜d　a：粘膜骨膜弁を作製。顎堤は垂直・水平的に高度の吸収が認められた。b：上顎洞底挙上術も行い、ABBMにrhPDGF-BBを混和し、上顎洞内と欠損部顎堤に填入した。c：チタンメッシュで移植材料を被い、ミニスクリューで固定した。d：十分な減張切開を加え、粘膜弁の一次閉鎖を行った。

こだわり"ペリオ"テクニック

その減張で十分か？　本当に足りているか？　もう一度確認してから縫合しよう！！

5-2 骨レベルに配慮したサイトディベロップメント

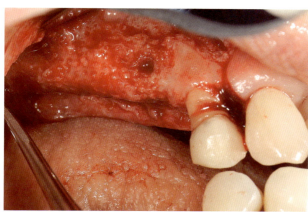

図5-2-5a　術後1年のインプラント埋入時の所見　水平・垂直的に十分な硬組織が再建できた。

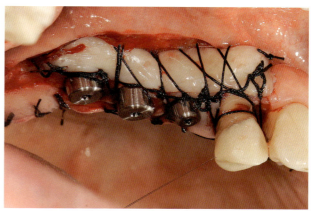

図5-2-5b　二次手術時に十分な角化組織を獲得するため、遊離歯肉移植を行った。

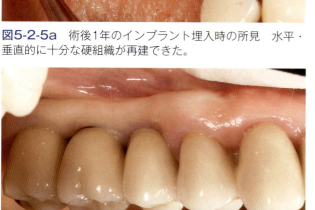

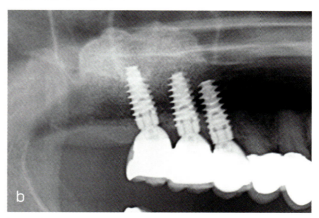

図5-2-6a、b　a：最終補綴装置装着時。インプラント周囲には十分な角化粘膜が存在し、天然歯との段差もなく、清掃しやすい環境が得られた。b：上顎洞底挙上術と垂直GBRによって、インプラント周囲に十分な硬組織が再建できた。

臨床が変わるココがポイント！

サイトディベロップメントの最終目標は、インプラント周囲の清掃性の確保

〈参考文献〉
1) Atieh MA, Alsabeeha NH, Faggion CM Jr, Duncan WJ. The frequency of peri-implant diseases: A systematic review and meta-analysis. J Periodontol 2013;84(11):1586-1598.
2) Derks J, Schaller D, Håkansson J, Wennström JL, Tomasi C, Berglundh T. Effectiveness of implant therapy analyzed in a Swedish population: Prevalence of peri-implantitis. J Dent Res 2016;95(1):43-49.
3) Sousa V, Mardas N, Farias B, Petrie A, Needleman I, Spratt D, Donos N. A systematic review of implant outcomes in treated periodontitis patients. Clin Oral Implants Res 2016;27(7):787-844.
4) Chiapasco M, Romeo E, Casentini P, Rimondini L. Alveolar distraction osteogenesis vs. vertical guided bone regeneration for the correction of vertically deficient edentulous ridges: A 1-3-year prospective study on humans. Clin Oral Implants Res 2004;15(1):82-95.
5) Chiapasco M, Zaniboni M, Rimondini L. Autogenous onlay bone grafts vs. alveolar distraction osteogenesis for the correction of vertically deficient edentulous ridges: A 2-4-year prospective study on humans. Clin Oral Implants Res 2007;18(4):432-440.
6) Elnayef B, Monje A, Gargallo-Albiol J, Galindo-Moreno P, Wang HL, Hernández-Alfaro F. Vertical ridge augmentation in the atrophic mandible: A systematic review and meta-analysis. Int J Oral Maxillofac Implants 2017;32(2):291-312.
7) Mordenfeld A, Johansson CB, Albrektsson T, Hallman M. A randomized and controlled clinical trial of two different compositions of deproteinized bovine bone and autogenous bone used for lateral ridge augmentation. Clin Oral Implants Res 2014;25(3):310-320.

Part 5 Chapter 3 だからいるんです インプラント周囲の角化粘膜

1. 天然歯とインプラントの共通点と相違点

　天然歯とインプラントでは、周囲組織の構成や骨と歯肉との付着様式など共通点と相違点がいくつか存在する（表5-3-1）。インプラントを良好な状態で維持するためには、それぞれの周囲組織の違いを理解することが重要である。

　天然歯では、骨頂から歯冠側にそれぞれ約1mmの結合組織付着、上皮付着、歯肉溝という生物学的幅径が形成されている。一方、インプラントでは、アバットメント結合時に埋入時の位置から根尖側への吸収をともない生物学的幅径が形成される。そして、インプラントの表面にはセメント質が存在しないことから、天然歯のような強固な付着様式ではなく、歯肉とは直接結合せずに上皮性付着様の接着様式となっている。さらに、天然歯の歯周組織では、コラーゲン線維が歯根と垂直方向に広がっているのに対し、インプラント周囲組織では、インプラントの長軸と平行に走行しており、接合上皮下の骨縁上エリアでは線維芽細胞が少ないことから、外的刺激が加わった場合の生体の防御機構は天然歯と比較して弱いと考えられている（図5-3-1）。

　また、天然歯が歯根膜・骨・歯肉から血液供給があるのに対し、インプラント周囲は骨・歯肉からの血液供給のみであることから、インプラント周囲の軟組織への血液供給は天然歯と比較して少ないと思われる。このような解剖学的な違いから、インプラント周囲組織は天然歯と比較して細菌感染に対して脆弱であり、容易に炎症が波及するとされている。

　したがって、予知性の高いインプラント治療を行うためには、インプラント周囲組織の硬組織・軟組織の長期安定を見据えた治療計画が重要となる。

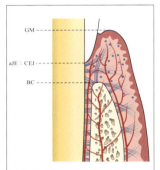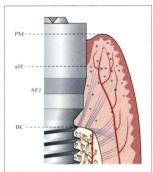

図5-3-1 天然歯とインプラントの周囲組織の比較。GM：歯肉辺縁、PM：インプラント周囲粘膜辺縁、aJE：上皮性付着歯根先端、CEJ：セメント－エナメル境、AFJ：アバットメント－フィクスチャー境、BC：歯槽骨辺縁[1]（伊藤雄策ら Quintessence DENTAL Implantology 2002年 No.1インプラントの上部構造をめぐってより）。

表5-3-1 天然歯とインプラントの周囲組織の比較[1]

—	歯周組織	インプラント周囲組織
結合組織の構成 ・コラーゲンの含有量 ・線維芽細胞	歯肉 ＜ インプラント周囲組織 歯肉 ＞ インプラント周囲組織	
コラーゲン線維の走行	歯根に垂直および平行	インプラントに平行
歯槽骨との結合様式	歯根膜	オッセオインテグレーション
血液供給	歯根膜、歯槽骨、歯肉	歯槽骨、歯肉
プローブ挿入時の抵抗性	歯肉 ＞ インプラント周囲組織	
感染に対する対抗性	歯肉 ＞ インプラント周囲組織	

2. インプラント周囲の角化粘膜の必要性

　天然歯の場合、歯槽骨と付着歯肉の幅との関係は重要であるが、インプラントにおける歯肉歯槽粘膜の問題は、インプラント周囲の頬舌側の骨が薄い場合や角化粘膜の幅が少ない場合に生じやすい。

　さまざまな研究によって、インプラント周囲の角化粘膜がインプラントの健康状態に与える影響が報告されている。しかし、角化粘膜がなくても清掃状態が良好であれば健康を維持できると報告するものもあれば、角化粘膜が必要であるという報告もあり、意見の統一を得ていない。これらの研究では、①プラーク・インデックス（プラークの蓄積）、②ジンジバル・インデックス（歯肉の炎症）、③プロービングデプス、④BOP%、⑤歯肉退縮、⑥歯槽骨の吸収。が臨床評価のバロメーターとして用いられることが多い。

　角化粘膜の存在に関しては、①プラーク・インデックスを評価してプラークコントロールによる健康の維持の差が議論されることが多いが、角化粘膜がなくても健康を維持できることを支持している代表的文献は機械研磨のインプラントを評価している[2]。

　また、インプラント周囲の角化粘膜の有無により、⑤歯肉退縮、⑥歯槽骨の吸収に関しては、明らかに有意差を示す文献が報告されており[3〜5]、現在主流の粗面のインプラントが口腔内に露出することを防ぐためにインプラント周囲に角化粘膜が存在することは有利である。さらに、インプラント周囲にも角化粘膜が必要であるという考えは、現在Wangら[6]のシステマティックレビューからも示されている（図5-3-2a、b）。

　天然歯は、付着の喪失や歯肉退縮などが起こったとしても、適切な処置を施すことで、歯槽骨の再生や歯と歯肉の付着の再構築を図ることが可能な場合もあるが、インプラント周囲に問題が起こった際には、予知性をもって歯肉や骨を再建する方法はないのが現状である。したがって、清掃しやすい環境の維持および予防的観点からも、インプラント周囲に角化粘膜は必要といえる。さらに将来的な歯肉退縮のリスクを減らし、安定した組織を構築するためには、インプラントの頬舌側には最低2mmの骨幅と厚みのある角化粘膜が存在することが予知性の高いインプラント治療の指標となる。

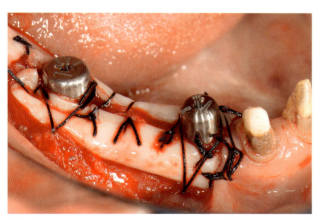 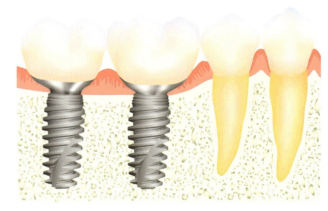

図5-3-2a、b インプラント周囲に角化粘膜がないと、プラークコントロールに影響するだけでなく、歯肉退縮、歯槽骨の吸収にも影響を与える。インプラントの周囲に最低2mmの骨幅と厚みのある角化粘膜が存在し、骨レベル、歯肉レベル、歯とインプラントの位置の連続性を得ることで清掃性の高い環境が獲得することができる。

3. インプラント周囲への角化粘膜の獲得

　天然歯の歯肉縁下に補綴物のマージンを設定する場合、MaynardとWilsonは2mm以上の遊離歯肉と3mmの付着歯肉（5mmの角化歯肉）が望ましいとしている[7]。インプラント周囲組織は天然歯と異なり、抵抗性が弱く、より慎重な対応が必要であることから、インプラント周囲には少なくとも5mmの角化粘膜を獲得することを目標とする。

　一次手術および二次手術時においては、インプラント周囲の角化粘膜を極力保存するように配慮をする。二次手術においては、角化粘膜が十分ある症例（インプラント埋入部位の舌側または口蓋側の隅角から頬側までの顎堤に角化粘膜が5mm以上）では、角化粘膜を根尖側に移動する（apically positioned flap、図5-3-3）。また、周囲に十分な角化歯肉がない場合（インプラント埋入部位の舌側または口蓋側の隅角から頬側までの顎堤に角化粘膜が5mm以下）には、移植片が約30%収縮しても5mmの角化粘膜が残るように意識して7mmの幅の移植片を口蓋から採取し、遊離歯肉移植術（free gingival graft）を行うことによって頬側の角化粘膜の幅を増大する（図5-3-4）[8]。

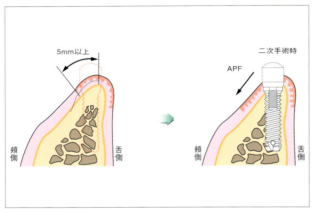

図5-3-3　二次手術時に歯肉弁根尖側移動術（APF）を行うことで、頬側の角化粘膜の幅を増大する。APF: 歯肉弁根尖側移動術（小野ら　コンセプトをもった予知性の高い歯周外科処置　改定第2版 P.373より）[8]。

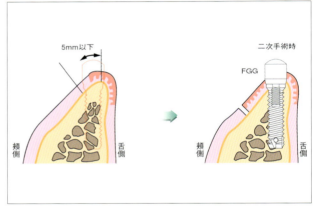

図5-3-4　頬側にほとんど角化粘膜が認められず、歯槽頂から舌側にかけてある程度の角化粘膜が存在する場合で、二次手術時にその角化粘膜を失いたくない場合、角化粘膜の頬側端より舌側に歯肉弁根尖側移動術、頬側には遊離歯肉移植術を行う。FGG: 遊離歯肉移植術（小野ら　コンセプトをもった予知性の高い歯周外科処置　改定第2版 P.373より）[8]。

インプラント周囲に角化粘膜が十分存在しているため二次手術時にAPFで対応した症例（図5-3-5a〜e）

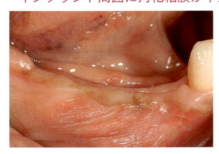
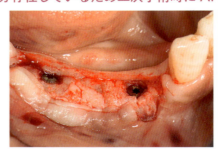
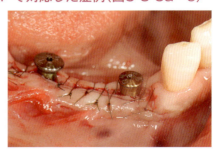
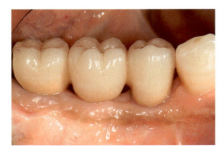
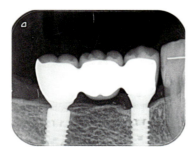

図5-3-5a〜e　インプラント二次手術時において、角化粘膜が5mm以上存在していたので、部分層弁にてapically positioned flapを行った。骨レベル、歯肉レベル、歯とインプラントの位置の連続性を得ることで清掃性の高い環境を構築できる。

5-3 だからいるんですインプラント周囲の角化粘膜

頬側にある程度の角化粘膜が存在する部位とほとんど存在しない部位が混在していたため、頬側にAPFとFGGを併用し、舌側にも既存の角化粘膜を利用しAPFで対応した症例（図5-3-6a〜f）

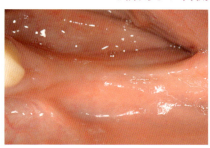
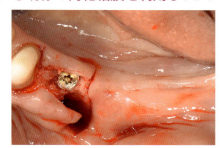
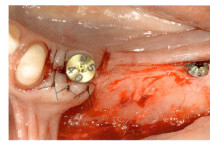
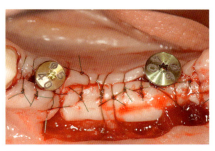
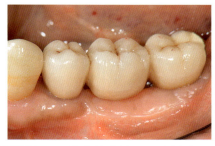
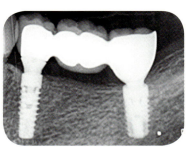

図5-3-6a〜f インプラント二次手術。顎堤周囲には角化粘膜が5mm以上ある所とほとんどない所が混在している状態であった。角化粘膜が5mm以上ある部位には、部分層弁にてapically positioned flapを行い、十分な角化歯肉がない部位には、遊離歯肉移植術を行った。

臨床が変わるココがポイント！

- インプラント周囲には少なくとも5mmの角化粘膜を獲得することを目標とする。
- 角化粘膜がある程度存在する症例では、根尖側に移動する。ほとんど存在しない場合には、遊離歯肉移植術を行うことで頬側の角化粘膜の幅を増大する

〈参考文献〉
1) 伊藤雄策, 畠山善行, 本多正明, 宮内修平, 山田真一. インプラントの上部構造をめぐって. Quintessence DENT Implantol 2002; 9(1): 19-38.
2) Wennström J, Lindhe J. Role of attached gingiva for maintenance of periodontal health. Healing following excisional and grafting procedures in dogs. J Clin Periodontol 1983;10(2):206-221.
3) Kim BS, Kim YK, Yun PY, Yi YJ, Lee HJ, Kim SG, Son JS. Evaluation of peri-implant tissue response according to the presence of keratinized mucosa. Oral Surg Oral Med Oral Pathol Oral Radiol Endod 2009;107(3):e24-28.
4) Bouri A Jr, Bissada N, Al-Zahrani MS, Faddoul F, Nouneh I. Width of keratinized gingiva and the health status of the supporting tissues around dental implants. Int J Oral Maxillofac Implants 2008;23(2):323-326.
5) Zigdon H, Machtei EE. The dimensions of keratinized mucosa around implants affect clinical and immunological parameters. Clin Oral Implants Res 2008;19(4):387-392.
6) Lin GH, Chan HL, Wang HL. The significance of keratinized mucosa on implant health: A systematic review. J Periodontol 2013;84(12):1755-1767.
7) Maynard JG Jr, Wilson RD. Physiologic dimensions of the periodontium significant to the restorative dentist. J Periodontol 1979;50(4):170-174.
8) 小野善弘, 宮本泰和, 浦野 智, 松井徳雄, 佐々木 猛. コンセプトをもった予知性の高い歯周外科処置. 改訂第2版. 東京：クインテッセンス出版, 2013.

抜歯窩をどう診る!?アプローチ法&治療オプション

Part 5 / Chapter 5-4

1. 審美領域のインプラント治療

上顎前歯部のインプラント治療は、患者側からの審美的要求度がもっとも高い領域であり、隣在歯との調和をはかり、左右対称性・適切な歯頸ライン・歯肉の豊隆・歯間乳頭の高さなどにおいて、健全な天然歯にみられるような自然美を再現することは容易ではない。また、得られた審美的結果を長期的に維持するためには、清掃性のよい補綴装置の形態付与や理想的な位置へのインプラントの埋入が必要と

なる。さらに、上顎前歯部のインプラント治療は、唇側歯槽骨の薄さ、抜歯による歯槽堤の吸収度合いの大きさなどが要因で、その難易度を高くしている。多くの症例において適切な位置への埋入が困難となり、大幅な硬・軟組織の増大が必要となる可能性がある。そのため、抜歯窩の形態や軟組織の状態を把握し、埋入時期、外科的アプローチ、対応可能な治療オプションを検討する必要がある（表5-4-1）[1]。

表5-4-1 上顎前歯部1歯欠損のインプラント治療における検討事項

検討事項	選択可能な埋入時期・外科的アプローチ・治療オプション		推奨事項
インプラント埋入時期	1）抜歯後即時インプラント埋入（Immediate placement）		抜歯と同日
	2）抜歯後早期インプラント埋入（Early placement）		抜歯後4〜8週
			抜歯後12〜16週
	3）抜歯後遅延インプラント埋入（Late placement）		抜歯後20〜24週
			抜歯後24週以上
外科的アプローチ	1）軟組織系アプローチ		（1）フラップレス（Flapless Approach）
			（2）フラップ（Flap Approach）
	2）硬組織系アプローチ		（1）インプラントGBR同時埋入（Simultaneous Approach）
			（2）インプラントGBR待時埋入（Staged Approach）
	3）硬・軟組織系アプローチ		（1）Hard Tissue Preservation
			（2）Soft Tissue Preservation
治療オプション	1）軟組織系治療オプション		上皮下結合組織移植（Subepithelial Connective Tissue Graft）、遊離歯肉移植（Free Gingival Graft）、歯間乳頭再生（Papilla Regeneration）
			Custom Temporary Healing Abutment（CTHA）、プロビジョナルレストレーション（Provisional Restoration）
	2）硬組織系治療オプション		骨補填材料の充填、自家骨（細片骨、ブロック骨）の移植
			隣在歯の歯周再生療法
	3）硬・軟組織系治療オプション		矯正治療、当該歯の挺出（Extrusion）
			隣在歯の挺出（Extrusion）

瀧野裕行 Quintessence Dental Implantology 2012年 Vol. 4　抜歯窩形態の分類によるインプラントの外科的治療戦略より引用[1]

2. 抜歯窩の分類

　多くの臨床家がインプラント治療におけるオッセオインテグレーションと審美性の予知性を高めるために抜歯窩を分類・評価しガイドラインを提唱している。Caplanisら[2]は硬・軟組織の状態によって4つのタイプに分類し推奨術式についても考察している。Wang HLら[3]は硬・軟組織の状態についてより具体的に細分化された分類法を発表している。このように、審美領域のインプラント治療は、抜歯窩の評価においてさまざまな硬組織、軟組織の問題が複合的に混在するため、難易度が高いといえる。

加えて、隣在歯のコンディションによって難易度は大きく影響を受ける。"こだわりペリオ"では、隣在歯に骨欠損が及んだ場合を含む抜歯窩を硬・軟組織の状態によって難易度別に4つのクラスに分類し、それぞれのClassでDiv iとDiv iiを設けた（表5-4-2）。また、この分類をふまえたうえでインプラント埋入時期、外科的アプローチ、治療オプションのそれぞれの項目について考察した（表5-4-3）。
　これらを症例に応じて詳細に検討することで、予知性の高いインプラント治療を行えると考えている。

表5-4-2 抜歯窩による難易度別4分類

Class		抜歯窩周囲組織の状態
Class 1		硬・軟組織がともに正常である。
Class 2		唇側に限局した歯槽骨の裂開や軽度の軟組織の退縮がある。
Class 3		軟組織は正常または退縮がみられ、硬組織の欠損が一方の隣在歯にまで及んでいる。
Class 4		軟組織は正常または退縮がみられ、硬組織の欠損が両隣在歯にまで及んでいる。

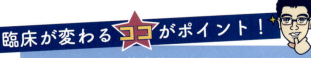

臨床が変わるココがポイント！
Class 1〜2は抜歯後即時埋入 or 早期埋入、Class 3〜4はソケットプリザベーション or ステージドアプローチを検討する。

表5-4-3 上顎前歯部1歯欠損のインプラント治療における抜歯窩形態の分類

抜歯窩の分類	残存硬・軟組織量による区分（正面・矢状面）			抜歯窩の詳細	
Class 1 （抜歯窩の周囲組織は硬・軟組織ともに正常である）	Div i：矢状面からみた唇側骨の厚みが1mm以上（バイオタイプ1〜2）[12]あるもの			抜歯窩の周囲組織は、硬・軟組織ともに正常であり、骨壁数が4壁の状態である。矢状面からみた唇側骨の厚みが1mm以上あるものをDiv i、1mm以下のものをDiv iiとした。埋入時の唇側骨の厚みについてFerrus Jら[13]は、骨の厚みが1mm以上あるとき即時埋入後の唇側骨の吸収変化を最小限に抑えることができると報告している。	
	Div ii：矢状面からみた唇側骨の厚みが1mm以下（バイオタイプ3〜4）[12]のもの				
Class 2 （抜歯窩の周囲組織は唇側に限局した歯槽骨の裂開や軽度の軟組織の退縮がある）	Div i：軟組織は正常で硬組織に軽度の裂開があるもの			抜歯窩の周囲組織は、唇側に限局した歯槽骨の裂開や軽度の軟組織の退縮があり、骨壁数が3壁の状態である。軟組織は正常で硬組織に軽度の裂開があるものをDiv i、軟組織に軽度の退縮がある、または硬組織の裂開が顕著なものをDiv iiとした。	
	Div ii：軟組織に軽度の退縮がありまたは硬組織の裂開が顕著なもの				
Class 3 （抜歯窩の周囲組織は軟組織は正常または退縮があり、硬組織の欠損が一方の隣在歯にまで及んでいる）	Div i：軟組織が正常なもの			抜歯窩の周囲組織は、軟組織は正常または退縮があり、硬組織の欠損が一方の隣在歯にまで及んでおり、骨壁数が2壁の状態である。軟組織が正常なものをDiv i、軟組織が退縮または歯間乳頭の喪失があるものをDiv iiとした。	
	Div ii：軟組織が退縮または歯間乳頭の喪失があるもの				
Class 4 （抜歯窩の周囲組織は軟組織は正常または退縮があり、硬組織の欠損が両隣在歯にまで及んでおいる）	Div i：軟組織が正常なもの			抜歯窩の周囲組織は、軟組織は正常または退縮があり、硬組織の欠損が両隣在歯にまで及んでおり、骨壁数が0〜1壁の状態である。軟組織が正常なものをDiv i、軟組織が退縮または歯間乳頭の喪失があるものをDiv iiとした。	
	Div ii：軟組織が退縮または歯間乳頭の喪失があるもの				

瀧野裕行 Quintessence Dental Implantology 2012年 Vol. 4　抜歯窩形態の分類によるインプラントの外科的治療戦略より引用[1]

5-4 抜歯窩をどう診る！？ アプローチ法＆治療オプション

抜歯後の埋入時期	評価	外科的アプローチ	治療オプション	詳細
即時埋入(抜歯当日)	○	フラップレス	上皮下結合組織移植(Subepithelial Connective Tissue Graft)、Custom Temporary Healing Abutment(CTHA)、プロビジョナルレストレーション	Class 1 の場合、いかなる埋入時期のアプローチも可能であるが、歯間乳頭を含めた軟組織の保存という観点から抜歯後即時インプラント埋入の適応となるであろう。Div i においては、唇側骨の厚みやバイオタイプなどの条件がもっとも良く、フラップレス埋入が可能であり、軟組織を維持するための治療オプションが重要である。また、Div ii では唇側骨の厚みが薄くバイオタイプがタイプ3～4の状態であるため、フラップレスによる抜歯後即時埋入を行うには、硬・軟組織の維持・増大について十分な配慮が必要となる。すなわち、抜歯後即時埋入と同時に行う骨移植やSCTG、メンブレンなどの併用が、周囲組織を温存するうえで有効な治療オプションとなる[14～17]。
早期埋入(抜歯後4週～16週)	△		骨補填材料の充填、自家骨(細片骨)の移植	
遅延埋入(抜歯後20週以降)	―		―	
即時埋入(抜歯当日)	○	フラップレス or フラップ、Hard/Soft Tissue Preservation	上皮下結合組織移植(SCTG)	
早期埋入(抜歯後4週～16週)	△		骨補填材料の充填、自家骨(細片骨)の移植	
遅延埋入(抜歯後20週以降)	―		当該歯の挺出(Extrusion)	
即時埋入(抜歯当日)	△	フラップレス or フラップ、インプラントGBR同時埋入、Hard/Soft Tissue Preservation	上皮下結合組織移植(SCTG)	Class 2 の場合、唇側歯槽骨の裂開の程度によっては抜歯後即時インプラント埋入も可能ではあるが、術後の軟組織や歯槽堤の吸収を予測することが困難であり、審美的な結果を求めるには抜歯後早期インプラント埋入が適応となるであろう。Div i においては、周囲組織の十分な診査を行い、軟組織の厚みや高さ、裂開の程度によっては抜歯後即時インプラント埋入も可能である。Div ii では、著しい裂開または軟組織の退縮があるため、抜歯時における歯槽堤保存術や早期埋入時における硬・軟組織の造成が有効な外科的アプローチとなる。また、抜歯前処置としての挺出は、硬・軟組織の条件を向上し、抜歯によるダメージを最小限に抑えることができ有効な手段である。
早期埋入(抜歯後4週～16週)	○		骨補填材料の充填、自家骨(細片骨)の移植	
遅延埋入(抜歯後20週以降)	―		当該歯の挺出(Extrusion)	
即時埋入(抜歯当日)	×	フラップ、インプラントGBR同時埋入、Hard/Soft Tissue Preservation	上皮下結合組織移植(SCTG)	
早期埋入(抜歯後4週～16週)	○		骨補填材料の充填、自家骨(細片骨)の移植	
遅延埋入(抜歯後20週以降)	―		当該歯の挺出(Extrusion)	
即時埋入(抜歯当日)	×	フラップ、インプラントGBR同時埋入、Hard/Soft Tissue Preservation	上皮下結合組織移植(SCTG)	Class 3 の場合、抜歯後即時インプラント埋入は非適応症となり、事前に隣在歯を考慮した処置が必要となるため抜歯後早期インプラント埋入または抜歯後遅延インプラント埋入が適応となるであろう。また、隣在歯の歯周再生療法や挺出が有効な手段となり軟組織においては、SCTGや歯間乳頭の再生などが必要となる場合が多い。Div i においては、軟組織は正常であるため隣在歯の歯周再生療法を行う条件は比較的良いと考えられる。そのため埋入前に歯周再生療法を行うことが望ましいが、条件によっては埋入と同時に行うことも可能である。Div ii では軟組織の条件が悪いため、歯周再生療法による十分な結果が期待できない。そのため、歯周再生療法に加えて隣在歯の挺出が有効な治療オプションとなりうる。
早期埋入(抜歯後4週～16週)	○		骨補填材料の充填、自家骨(細片骨)の移植	
遅延埋入(抜歯後20週以降)	△		当該歯の挺出、隣在歯の歯周再生療法、隣在歯の挺出(Extrusion)	
即時埋入(抜歯当日)	×	フラップ、インプラントGBR同時埋入、インプラントGBR待時埋入、Hard/Soft Tissue Preservation	上皮下結合組織移植(SCTG)、歯間乳頭再生(Papilla Regeneration：PR)	
早期埋入(抜歯後4週～16週)	○		骨補填材料の充填、自家骨(細片骨)の移植	
遅延埋入(抜歯後20週以降)	△		当該歯の挺出、隣在歯の歯周再生療法、隣在歯の挺出(Extrusion)	
即時埋入(抜歯当日)	×	フラップ、インプラントGBR待時埋入、Hard/Soft Tissue Preservation	上皮下結合組織移植(SCTG)、歯間乳頭再生(Papilla Regeneration：PR)	Class 4 の場合、抜歯窩のダメージがもっとも顕著であり、術者の技量や経験を十分に勘案したうえで、インプラント治療の可否を考える必要がある。インプラント治療を行うのであれば、両隣在歯の骨再生を含む十分なサイトディベロップメントが必要となり、症例によっては隣在歯を抜歯したほうが骨造成が容易になる場合もある。Div i においては、両側に及ぶ隣在歯の歯周再生療法を行いその結果を予測するのは困難であるため、抜歯と同時または抜歯後にGBRを行い、その結果を十分確認したうえで埋入することが重要である。Div ii は、もっとも難易度の高いステージであり、歯周再生療や歯牙の挺出、歯槽堤保存術、GBRやブロック骨移植、歯間乳頭の再生などさまざまな治療オプションを複合させた治療が必要となる。
早期埋入(抜歯後4週～16週)	△		骨補填材料の充填、自家骨(細片骨、ブロック骨)の移植	
遅延埋入(抜歯後20週以降)	○		当該歯の挺出、隣在歯の歯周再生療法、隣在歯の挺出	
即時埋入(抜歯当日)	×	フラップ、インプラントGBR待時埋入、Hard/Soft Tissue Preservation	上皮下結合組織移植(SCTG)、歯間乳頭再生(Papilla Regeneration：PR)	
早期埋入(抜歯後4週～16週)	△		骨補填材料の充填、自家骨(細片骨、ブロック骨)の移植	
遅延埋入(抜歯後20週以降)	○		当該歯の挺出、隣在歯の歯周再生療法、隣在歯の挺出(Extrusion)	

○：最適、△：適応、×：一般的に推奨されない、―：非選択

3. ソケットプリザベーションは必要か

　GBRや骨移植は歯槽骨の欠損を回復させるのに欠かせない術式であるが、大がかりな手術と高度な技術が必要となる。Aaraujo MGら[4]は、抜歯後8週で唇側骨は2～3mm退縮すると述べており、また、Mish CEら[5]は、抜歯後2～3年の間で40～60%の骨幅が減少すると報告している。そのため、前述した抜歯窩の分類のClass 3、4のような抜歯即時埋入や抜歯後早期埋入が適応とならない症例においては抜歯後の歯槽骨の吸収を抑制する目的でソケットプリザベーションを行うことが多い[6]。

　現在、多くの臨床応用がなされていると同時に、骨補填材料の選択、メンブレンの有無、軟組織の移植などその術式についても現在に至るまで多くの研究がなされている[7, 8～10]。しかし、どの術式においても吸収を抑制するのが目的で、抜歯前の歯槽堤を100%保存できるものではない。また、Ficklら[11]は抜歯を行う際、骨膜を温存することで抜歯窩の吸収率を減少させることができ、メンブレンや骨補填材料、軟組織の移植による抜歯窩の一次閉鎖も吸収を限定的にするために有効であると報告している。つまり、ソケットプリザベーションを行うにあたり重要なポイントとして、その症例を抜歯後即時埋入や抜歯後早期埋入が適応か否かを術前に判断し、適応でない場合、いかに愛護的に抜歯を行い、軟組織、硬組織を保存するかが重要となる。そのうえで、骨補填材料の種類やメンブレンの有無などを抜歯後に起こりうる骨吸収を考慮して選択し、デブライトメントや縫合など細部にわたり正しい術式で行うことにより良好な結果を得ることができると考える。

4. 抜歯窩におけるインプラントの治療オプション

1）軟組織系治療オプション

　軟組織系の治療オプションとしては歯肉切除や、軟組織の増大と維持を目的としたSCTG、FGG、乳頭再建術などが挙げられる。これらはさまざまな手法や術式が多くの臨床家によって考案されており、中でもSCTGは通常、口蓋粘膜から上皮下結合組織を採取する方法[18]であるが、古くから予知性の高い術式として臨床応用されている。また、インプラント埋入と同時のプロビジョナルレストレーションやcustom temporary healing abutment（CTHA）の装着も軟組織を保存または維持するうえで、有効なオプションといえる[19]。

2）硬組織系治療オプション

　硬組織系の治療オプションとしては、骨移植（ブロック骨、細片骨、骨移植材料）や隣在歯の歯周組織再生療法などが挙げられる。骨移植に関しては古くから自家骨移植や他家骨、異種骨、人工骨などの有効性が、それぞれ報告されている[20]。抜歯後即時インプラント埋入における骨移植の有効性について、Chenら[21]は、脱タンパクウシ無機質（deproteinized bovine bone mineral：DBBM）を移植した粘膜貫通型インプラントについて、30部位のランダム化比較対照試験を行い辺縁骨欠損の治癒を評価した。DBBMのみのものと、DBBMと吸収性メンブレンを使用したもの、コントロール群（移植なし）について比較した結果、どの群も唇側骨の垂直的吸収は抑制できなかったとあるが、水平的な吸収は、コントロール群に比べて、移植もしくはメンブレンを組み合わせた場合、有意に抑制されたと報告している。また、抜歯窩の形態や欠損の程度によっては、同時に隣在歯の処置が必要となる症例も多く、歯周組織再生療法などの硬組織に対する治療のオプションを習得しておくことも大切である。すなわち、インプラント治療を成功に導くうえで残存歯の歯周病的配慮が重要なポイントの一つとなるであろう。

3）硬・軟組織系治療オプション

　抜歯前における当該歯の挺出は、硬・軟組織の増大や保存に対して有効な治療オプションであり[22]、

5-4 抜歯窩をどう診る！？ アプローチ法＆治療オプション

特に垂直的な増大においては、硬・軟組織ともに予知性をもって行える処置である。また、隣在歯の挺出や矯正治療もインプラント埋入前または埋入後に

おいて、硬・軟組織の増大や維持、歯間乳頭の再建に役立つオプションである[23]。

こだわり "ペリオ" テクニック

Extrusion の方向、傾き、動的期間、固定期間をコントロールして、硬・軟組織を増大しよう！

5. 抜歯窩分類によるインプラント治療の目標

今回、上顎前歯部1歯欠損に対するインプラント治療について、抜歯窩の形態や軟組織の状態を4つの Class に分類し、症例を提示して埋入時期や外科的アプローチ、治療オプションについて考察した。患者の多くは、より安全・確実で低侵襲かつ治療期間の短い治療法を望んでいるが、それらすべての要望に応えることは容易ではない。そのためには、

診査・診断のもと難易度を十分に把握したうえで適応症を吟味し、術式を選択することが重要である。

また、審美領域のインプラント治療においても、治療の目標は審美的な結果だけでなく、清掃性・機能性を共存させ、治療結果の永続性（Longevity）を達成することであると考える。

〈参考文献〉
1) 瀧野裕行. 抜歯窩形態の分類によるインプラントの外科的治療戦略. Quintessence DENT Implantol 2012; 19(4): 19-47.
2) Caplanis N, Lozada JL, Kan JY. Extraction defect assessment, classification, and management. J Calif Dent Assoc 2005;33(11):853-863.
3) Juodzbalys G, Sakavicius D, Wang HL. Classification of extraction sockets based upon soft and hard tissue components. J Periodontol 2008;79(3):413-424.
4) Araújo MG, Lindhe J. Dimensional ridge alterations following tooth extraction. An experimental study in the dog. J Clin Periodontol 2005;32(2):212-218.
5) Misch CE, Dietsh-Misch F, Misch CM. A modified socket seal surgery with composite graft approach. J Oral Implantol 1999;25(4):244-250.
6) Salama H, Salama M. The role of orthodontic extrusive remodeling in the enhancement of soft and hard tissue profiles prior to implant placement: A systematic approach to the management of extraction site defects. Int J Periodontics Restorative Dent 1993;13(4):312-333.
7) Iasella JM, Greenwell H, Miller RL, Hill M, Drisko C, Bohra AA, Scheetz JP. Ridge preservation with freeze-dried bone allograft and a collagen membrane compared to extraction alone for implant site development: A clinical and histologic study in humans. J Periodontol 2003;74(7):990-999.
8) Nevins M, Camelo M, De Paoli S, Friedland B, Schenk RK, Parma-Benfenati S, Simion M, Tinti C, Wagenberg B. A study of the fate of the buccal wall of extraction sockets of teeth with prominent roots. Int J Periodontics Restorative Dent 2006;26(1):19-29.
9) Araújo MG, Lindhe J. Ridge alterations following tooth extraction with and without flap elevation: An experimental study in the dog. Clin Oral Implants Res 2009;20(6):545-549.
10) Barber HD, Lignelli J, Smith BM, Bartee BK. Using a dense PTFE membrane without primary closure to achieve bone and tissue regeneration. J Oral Maxillofac Surg 2007;65(4):748-752.
11) Fickl S, Zuhr O, Wachtel H, Bolz W, Huerzeler M. Tissue alterations after tooth extraction with and without surgical trauma: A volumetric study in the beagle dog. J Clin Periodontol 2008;35(4):356-363.
12) Maynard JG Jr, Wilson RD. Physiologic dimensions of the periodontium significant to the restorative dentist. J Periodontol 1979;50(4):170-174.
13) Ferrus J, Cecchinato D, Pjetursson EB, Lang NP, Sanz M, Lindhe J. Factors influencing ridge alterations following immediate implant placement into extraction sockets. Clin Oral Implants Res. 2010; 21(1): 22-29.
14) Chen ST, Darby IB, Adams GG, Reynolds EC. A prospective clinical study of bone augmentation techniques at immediate implants. Clin Oral Implants Res. 2005;16 (2) : 176-184.
15) Bianchi AE, Sanfilippo F. Single-tooth replacement by immediate implant and connective tissue graft: a 1-9-year clinical evaluation. Clin Oral Implants Res. 2004;15(3): 269-277.
16) Grunder U. Crestal ridge width changes when placing implants at the time of tooth extraction with and without soft tissue augmentation after a healing period of 6 months: report of 24 consecutive cases. Int J Periodontics Restorative Dent. 2011;31(1) :9-17.
17) Caneva M, Botticelli D, Salata LA, Scombatti Souza SL, Carvalho Cardoso L, Lang NP. Collagen membranes at immediate implants: a histomorphometric study in dogs. Clin Oral Implants Res. 2010 ; 21(9): 891-897.
18) Langer B, Calagna L. The subepithelial connective tissue graft. J Prosthet Dent. 1980; 44(4): 363-367.
19) Kan JY, Rungcharassaeng K, Lozada J. Immediate placement and provisionalization of maxillary anterior single implants: 1-year prospective study. Int J Oral Maxillofac Implants. 2003; 18(1): 31-39.
20) Jensen SS, Terheyden H. Bone augmentation procedures in localized defects in the alveolar ridge: clinical results with different bone grafts and bone-substitute materials. Int J Oral Maxillofac Implants. 2009 ; 24 Suppl:218-236.
21) Chen ST, Darby IB, Adams GG, Reynolds EC. A prospective clinical study of bone augmentation techniques at immediate implants. Clin Oral Implants Res. 2005;16(2) : 176-184.
22) Salama H, Salama M. The role of orthodontic extrusive remodeling in the enhancement of soft and hard tissue profiles prior to implant placement: A systematic approach to the management of extraction site defects. Int J Periodontics Restorative Dent 1993;13(4):312-333.
23) Graber L, Vanarsdall R, Vig K(eds). Orthodontics: Current Principles and Techniques, 5th Edition. St Louis: Elsevier Mosby, 2011.

フラップ or フラップレス？前歯部抜歯即時インプラント

1. 抜歯即時インプラントはあり？ ありならフラップレス？

抜歯即時インプラント埋入には、通常の切開・剥離を行う埋入と主にフラップを形成せずに行うフラップレス埋入がある。"こだわりペリオ"では、治療期間の短縮のみならず外科的侵襲の減少、歯間乳頭を含めた軟組織の保存などの観点からフラップレス埋入を推奨している[1, 2]。ただし、厳しい目でみた診査・診断のもと必要条件をクリアしたものに限られる。すなわち、適応症の範囲は非常に狭いといえる。適応症の選択を誤るとインプラント周囲組織のトラブルを招き、軟組織の退縮やディスカラレーション、硬組織の吸収など審美的、機能的な面での重篤な問題を引き起こす場合がある。そのため、抜歯後の唇側歯槽骨の厚み、臨在歯を含めた歯槽骨頂および歯の位置、歯肉の厚みなど的確な診査・診断を行い、必要条件を満たしていることがもっとも重要である。

抜歯後に起こる抜歯窩の形態変化についてAraújoとLindhe[3]やBotticelliら[4]はその基礎的研究を介し、抜歯窩にインプラントを埋入した場合でも唇側の骨吸収は必ず起こりうる生物学的な変化

であると報告している。すなわち、頬側骨のほとんどは天然歯と歯根膜を介して結合するbundle bone（束状骨）で構成され、歯を喪失しインプラントに置換されると血液供給が半減し、リモデリングできなくなり骨頂部は吸収すると考えられる。また、フラップレス埋入は唇側のフラップを剥離、挙上しないことで唇側の歯槽骨の吸収を抑制し、軟組織の審美的結果に良い結果を与えるという仮説に基づき多くの臨床家に普及している。フラップ剥離後の骨吸収のメカニズムについて信藤ら[5]は、歯肉の粘膜骨膜弁剥離後に起こる骨吸収ならびに修復過程を骨膜の微小循環の視点から報告しているが、KanとRungcharassaeng[6]、Corneliniら[7]はフラップレスを用いた研究では唇側中央のマージンに平均0.5〜0.75mmに退縮が生じたと報告している。これらからわかるように、フラップレス抜歯即時埋入を行うには、いかにして埋入後の骨吸収を抑制し、軟組織の退縮を最小限に抑えるかが、成功に近づくためのポイントとなるであろう。

2. フラップレス抜歯即時埋入の適応症および前準備とは？

"こだわりペリオ"では、即時フラップレス埋入の適応としては瀧野が提唱する抜歯窩の分類[8]（Class1〜Class4）におけるClass1とClass2のDiv1までと考えている（表5-5-1）。それ以外の症例では早期埋入または遅延埋入を選択すべきである。

また、適応症例であったとしても埋入を行うにあたり、しっかりとした前準備が大切である。初期治療を徹底しておくことは言うまでもないが、なかでも前準備の一つとして抜歯を前提とした残存歯の挺

出がある。Salamaら[9]は矯正的挺出のメリットとして根尖側方向に初期固定が獲得できることと、抜歯が非常に簡便になるということを報告している。また、歯頚ラインが矯正により隣在歯より高位に位置することで埋入後に起こりうる唇側の吸収に対する補償の役目も果たす。それにより、乳頭部の保存にも有効である。もう一つは、補綴的な前準備として手術前にあらかじめ埋入位置を想定し歯根断面形態を模倣してcustom temporary healing

5-5 フラップ or フラップレス？ 前歯部抜歯即時インプラント

表5-5-1 抜歯即時フラップレス埋入が可能なケース

抜歯窩の分類	残存硬・軟組織量による区分（正面・矢状面）	抜歯窩の詳細
Class 1（抜歯窩の周囲組織は硬・軟組織ともに正常である）	Div i：矢状面からみた唇側骨の厚みが1mm以上（バイオタイプ1〜2）[12]あるもの	唇側骨の厚みが1mm以上あるもの
	Div ii：矢状面からみた唇側骨の厚みが1mm以下（バイオタイプ3〜4）[12]のもの	唇側骨の厚みが1mm以下のもの
Class 2（抜歯窩の周囲組織は唇側に限局した歯槽骨の裂開や軽度の軟組織の退縮がある）	Div i：軟組織は正常で硬組織に軽度の裂開があるもの	軟組織は正常で硬組織に軽度の裂開があるもの

abutment（CTHA）を製作しておくことがある。インプラント埋入と同時のcustom temporary healing abutment（CTHA）やプロビジョナルクラウンは軟組織を維持するうえで、有効なオプションとなり骨補填材料の流出を防ぐ役目もある。また装着時、自由に回転させて位置決めをする必要があるため、ノンヘックスタイプのtemporary cylinderを用いる（図5-5-1a〜f）。

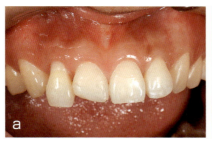
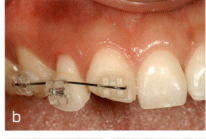
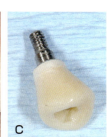
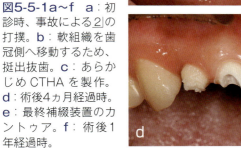
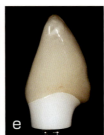
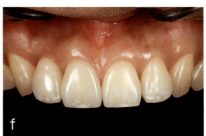

図5-5-1a〜f　a：初診時、事故による2|の打撲。b：軟組織を歯冠側へ移動するため、挺出抜歯。c：あらかじめCTHAを製作。d：術後4ヵ月経過時。e：最終補綴装置のカントゥア。f：術後1年経過時。

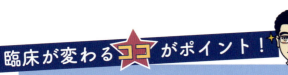

臨床が変わるココがポイント！
安定した周囲組織の獲得のためには、CTHA（ノンヘックスタイプ）を使い分けて調整の達人になろう。

3. 術中埋入前のキーポイント

手術を始めるにあたり当該歯および隣在歯、周囲のボーンサウンディングを行い、歯槽骨頂の状態を十分に把握しておく必要がある。特に、隣在歯の唇側の骨レベルの最下点の位置は当該インプラントの埋入深度の決定に参考になる。術中、最初に乗り越えなければならないハードルは、いかにして愛護的な抜歯を行い唇側歯槽骨板と軟組織のダメージを最小限に抑えるかということである。そのためにはペ

117

リオトームや低侵襲抜歯器具などの使用も必要になる（図 5-5-2a〜f）。もうひとつ、埋入前の重要なことは抜歯窩の感染部位の徹底的なデブライドメントである。抜歯窩の掻爬にはマイクロスコープやレーザーなどを使用することも有用である。感染部位の残存はインプラントの成否に大きな影響を与える。また、血液供給の観点から抜歯窩内壁にデコルチケーションを行うことも有効であろう。

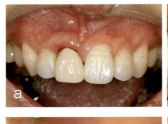
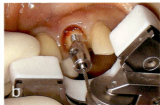
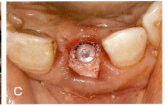
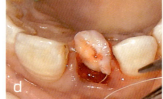
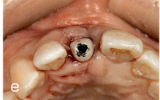
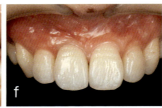

図5-5-2a〜f　a：初診時。b：Benex II（フォレスト・ワン社製）を使用した抜歯。c：骨補填材料の填入。d：結合組織を唇側に挿入。e：CTHA 装着後に縫合。f：最終補綴装置装着後。

4. 硬・軟組織へのアプローチ

　前述したように、抜歯即時埋入の際に重要となるのはインプラント埋入後の唇側歯槽骨の保存である。現在では数多くの臨床応用がなされ、骨補填材料の選択、メンブレンの有無、軟組織の移植などその術式は多くの研究がなされている[3,10〜12]。しかし、どの術式でも100％吸収を抑制できるものではない。すなわち抜歯窩への骨移植を行っても骨の寸法変化をもたらすリモデリングは必ず起こっていると結論づけられる。AraújoとLindhe[13]は抜歯後即時インプラント埋入において、抜歯窩とインプラントとに生じる空隙（ギャップ）に遅延吸収型骨移植材料DBBMを填入することにより、インプラント周囲組織の水平的なボリュームは保たれ、さらに歯肉のマージン位置についても、より歯冠側に保たれたと報告している。またGrunder[14]は抜歯即時埋入時での、上皮下結合組織移植（SCTG）の有無による、6ヵ月後の辺縁骨の形態的変化に関する臨床研究においてSCTGを併用することが効果的であると述べている。またFicklら[15]の研究では抜歯窩時の外科的侵襲がその後の組織形態変化に与える影響について報告しており、骨膜の保存が抜歯窩の吸収の抑制に極めて有効で硬組織に対する骨補填材料の使用や結合組織の移植による術野の一次閉鎖も有効としている。特に、審美領域の抜歯即時インプラントにおいては硬・軟組織をいかに保存できるのかが重要な要素となる[16,17]。

　"こだわりペリオ"テクニックでは、フラップレス抜歯即時埋入を行う場合（表5-5-2）、ギャップにはDBBMを填入しSCTGを併用することを推奨している。また、可能であれば成長因子（EMD、FGF2など）を併用できればよりアドバンテージは大きくなる。特に、長期的経過を観察した結果、SCTGを併用した症例は長期維持安定性に優れている。

こだわり"ペリオ"テクニック

フラップレス抜歯即時埋入においてSCTG＋成長因子の使用は鬼に金棒である。

5-5 フラップ or フラップレス？　前歯部抜歯即時インプラント

表5-5-2　フラップレス抜歯即時埋入に影響を及ぼす因子

NO.	影響を及ぼす因子
因子①	炎症または病巣の有無（Inflammation or lesion：Lindeboom JA, 2006, etc）
因子②	基底骨の量（Amount of basal bone：Zard GA, 1998, etc）
因子③	歯肉レベル（Gingival level：Kois JC, 1998, etc）
因子④	唇側骨の幅と高さ（Width and height of labial alveolar bone：Ferrus J, 2010, etc）
因子⑤	唇側骨板とのギャップ（Buccal gap distance：Botticelli D, 2004, etc）
因子⑥	隣在歯との歯槽骨頂の高さ（Interproximal Height of Bone：Salama H, 1998, etc）

5. 最終補綴印象までのキーポイント

　二次手術後、約6週程度経過したのち最終補綴物に近似したCTHAとプロビジョナルレストレーションを製作する。ここではCTHAが補綴的な軟組織のマネージメントとして重要な役割を果たす。唇側の立ち上がりはレスカントゥアとし、最終補綴物の歯肉ラインよりやや歯冠側に位置づけることが望ましい。天然歯間はレスカントゥアとするがインプラント間はストレート気味に立ち上げることで歯間乳頭部に多少の圧をかける必要がある。マージンの位置は歯肉縁下1mmに設定しプロビジョナルレストレーションのサブジンジバルカントゥアを辺縁歯肉や歯間乳頭の形態を見ながら調整する。その後、粘膜貫通部の形態をトランスファーしたcustom impression copingを製作し最終印象を行う。

〈参考文献〉

1) Becker W, Dahin C, Lekholm U, Bergstrom C, van steenberghe D, Higchi K, Becker BE. Five-year evaluation of implants placed at extraction and with dehiscences and fenestration defects augmented with ePEFE membranes : results from a prospective multicenter study. Ciin Implant Dent Relat Res 1999; 1(1): 27-32.

2) Paolantonio M, Dolci M, Scarano A, d'Archivio D, di Placido G, Tumini V,Piattelli A. Immediate implantation in fresh extraction sockest. A controlled clinical and histological study in man. J Periodontal 2001; 72(11): 1560-1571.

3) Araújo MG,Lindhe J :Dimensional ridge alterations following tooth extraction.An experimentalb study in the dog.J Clin Periodontol 32(2):212-218, 2005.

4) Botticelli D, Persson LG, Lindhe J, Berglundh T, Bone tissue formaition adjacent to implants placed in fresh extraction sockets : an experimental study in dogs. Clin Oral Implants Res 2006 ; 17(4): 351-358.

5) Nobuto T, Suwa F, Kono T, Taguchi Y, Takahashi T, Kanenmura N, Terada S, Imai H. Microvascular response in the periosteum following mucoperiosteal flap surgery in dogs : angiogenesis and bone resorpion and formation. J perio don'tol. 2005;76(8): 1346-1353.

6) Kan JY, Rungcharassaeng K. Interimplant papilla preservation in the esthetic zone: a report of six consecutive cases. Int J Priodontics Restorative Dent. 2003; 23(3): 249-259.

7) Cornelini R, Cangini F, Martuscelli G, Wenstrom J. Deproteinized bovine bone and biodegradeable barrier membranes to support healing following immediate placement of transmucosal implants : a short-term controlled clinical trial. Int J Periodontics Restorative Dent 2004; 24(6): 555-563.

8) 瀧野裕行. 抜歯窩形態の分類によるインプラントの外科的治療戦略. Quintessence DENT Implantol 2012; 19(4): 19-47.

9) Salama H, Salama M. The rote of orthodontic extrusive remodeling in the enhancement of soft and hard tissue profiles prior to implant placement : a systematic approach to the management of extraction site defects. Int J Priodontics Restorative Dent 1993; 13:312-333.

10) Maynard JG Jr, Wilson RD. Physiologic dimensions of the periodium signifycant to the restorative dentist. J Periodontol 1979;50(4): 170-174.

11) Iasella JM,Greenwel H, Miller RL,Hill M,Drisko C,Bohra AA,Scheetz JP.Ridge preservation with freeze-dried bone allograft and a collagen membrane compared to extraction alone for implant site development:a clinical and histologic study in humans.J Periodontal 2003; 74(7): 990-999.

12) Navins M,Camelo M,De Paoli S,Simion M,Tinti C,Wagenberg B.A study of the fate of the buccal wall of extraction sockets of teeth with prominent roots.Int J Periodontics Restorative Dent 2006; 26(1): 19-29.

13) Araújo MG,Lindhe J.Ridge alterations following tooth extraction with and without flap elevateon:an experimental study in the dog.Clin Oral Implant Res 2009; 20(6): 545-549.

14) Grunder U. Crestal ridge width changes when placing implants at the time of tooth extraction with and without soft tissue augmentation after a healing period of 6 months: report of 24 consecutive cases. Int J Periodontics Restorative Dent. 2011; 31(1): 9-17.

15) Fickl S, Zuhr O,Wachtel H,Bolz W,Huerzeler M.Tissue alterations after tooth extraction with and without surgical trauma:a volumetric study in the beagle dog.J Clin Periodontal 2008; 35(4): 356-367.

16) Evance DC, Chen ST. Esthetic outcomes of immediate implant placements. Clin Oral Implants Res 2008; 19(1): 73-80. Epub 2007 Oct 22.

17) Araújo MG, Lindhr E, Lindhe J. Bio-Oss Collagen in the buccal gap at immediate implants: a 6-month syudy in the dog. Clin Oral Implants Res 2011; 22(1): 1-8..

119

Chapter 5-6 インプラント治療の落とし穴、インプラント周囲炎とは？

1. インプラント周囲炎とは？

インプラント治療は、その普及にともない、臨床におけるトラブルも確実に増加している。インプラントの治療後の合併症は、おもに生物学的合併症と機械的合併症に分けられ、インプラント周囲炎（peri-implantitis）は生物学的合併症のひとつに挙げられる。また、インプラント周囲炎は、合併症の中で一番頻度が高いと報告されており、インプラント周囲組織に生じる炎症性病変であるインプラント周囲疾患（peri-implant disease）に属する。さらにインプラント周囲疾患は、インプラント粘膜に支持骨の喪失を伴わない炎症が存在するインプラント周囲粘膜炎（peri-implant mucositis）と、支持骨の喪失を伴うインプラント周囲炎（peri-implantitis）に分類されている。

インプラント周囲粘膜炎はプラークの蓄積が原因で歯肉炎と類似している。また、歯肉炎がすべて歯周炎に進行するのではないのと同様に、インプラント粘膜炎のすべてがインプラント周囲炎に進行するわけではなく、インプラント周囲炎と異なり可逆性の疾患で、非外科療法で完全な治癒が見込まれる。また、インプラント周囲炎は歯周炎と病因や病態で共通点が多く、臨床所見も類似しており、インプラント周囲粘膜の発赤・腫脹・出血・排膿・歯槽骨の吸収を認める。そして、一般的にインプラント周囲炎は歯周病より急性的な炎症を示し、骨吸収の重篤度によってその治療結果が左右する。インプラント周囲炎の処置に関しては、オープンフラップによる外科処置が有効とされているが、その原因と対処法についてはいまだ議論されており、世界的にも明確なコンセンサスは得られていないのが現況である。

表5-6-1 インプラント周囲疾患の特徴（peri-implant disease）[1]

	インプラント周囲粘膜炎　peri-implant mucositis
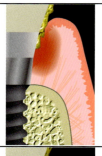	・Bleeding on Probing（BOP）+ ・歯槽骨の吸収なし ・可逆性の炎症（非外科療法で治癒する）
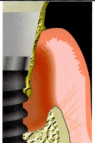	インプラント周囲炎　peri-implantitis
	・Bleeding on Probing（BOP）+ ・X線上での進行性の骨吸収 ・Probing Pocket Depth（PD）> 4〜5mm以上 ・一般的には排膿はないが、重度の場合（+）

2. インプラント周囲炎の診断

インプラント周囲粘膜炎では、軟組織の発赤・腫脹が認められるとともに、プロービング時の出血（BOP）が、もっとも特徴的だとされている。また、インプラント周囲炎では、発赤・腫脹・出血（BOP）にくわえ、重篤度に伴い排膿が認められ、必ずインプラント周囲に進行性の骨吸収が観察される。これらの特徴から、従来の歯周治療に使用される診断法が、インプラント周囲組織の診断においても用いられており、特に以下の指標はメインテナンス時に着目する必須項目として推奨される。

・インプラント周囲組織のプロービングデプス（図5-6-1a）
・プロービング時の出血（Bleeding on Probing: BOP、図5-6-1b）
・X線による評価（インプラント周囲辺縁骨の吸収程度、図5-6-1c）

その他、プラークの付着度合い、周囲組織の発赤・腫脹の程度、排膿の有無、インプラント周囲組織の浸出液の分析、インプラント体の動揺など、必要に応じて追加する。

2017 WORLD WORKSHOP として、アメリカ歯周病学会（AAP）とヨーロッパ歯周病学会（EFP）の合同作業により、正式にインプラント周囲粘膜炎とインプラント周囲炎が2つの診断名として追加された。そして、インプラント周囲炎の診断方法がはじめて提案された（表5-6-2）。

これにより、ワールドスタンダードなインプラント周囲疾患の診断基準が決定したことになり、今後の臨床において大きなターニングポイントとなると思われる[2]。

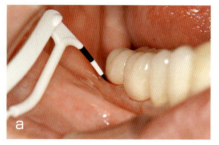 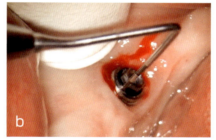 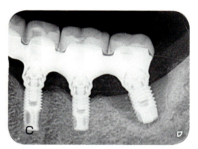

図5-6-1a～c インプラント周囲炎の診断。**a**：プロービングデプス。**b**：出血（BOP）の有無。**c**：デンタルX線写真による評価は必須である。

表5-6-2 2017 AAPとEFPによるインプラント周囲炎の診断

・BOP、排膿の存在
・前回の検査からのプロービング値の増加
・初期の骨モデリング後の通常以上の骨吸収
以前の臨床データがない場合は、以下の情報で診断を行う
・BOP、排膿の存在
・6mm以上のポケット
・プラットホームから3mm以上の骨吸収

臨床が変わるココがポイント！

インプラント周囲病変は、インプラント粘膜炎の段階で早期に発見することが重要である。そのためには、BOPを見逃すな！

3. インプラント周囲炎への臨床的アプローチ

インプラント周囲炎は細菌感染によって引き起こされるため、インプラント粘膜炎およびインプラント周囲炎の治療では、まずインプラント表面から細菌を取り除くことが目的となる。現在の臨床では、オッセオインテグレーションの獲得に有利に働くように、機械研磨のインプラントではなく、表面性状が粗面のインプラントが使われている。この表面性状の違いによって、インプラント周囲炎が生じやすいという科学的根拠は存在しないが、粗面の表面性状はバイオフィルムの付着に非常に弱く、いったん感染を起こすと機械研磨のインプラントと比較して、感染源を除去した後でも骨吸収が進むことが報告されている[3]。また、複雑なスレッドを有する粗面のインプラントは、一般的に歯周病罹患歯に使用する器具ではバイオフィルムの除去が困難である。したがって、汚染したインプラント表面の汚染除去（decontamination）のために、生食ガーゼによる洗浄、超音波スケーラーやチタンスケーラーの使用、implantoplasty、各種レーザー療法、薬液洗浄、air-powder abrasion など様々な手法が紹介されているが、それぞれ効果的であるという結果は出つつも、1つの手法がすべての手法に対して秀でているという結論には及んでいない[4]。

ほとんどのインプラント周囲炎では、非外科的歯周治療のみでは十分な治療結果が得られないことから、外科処置が有効とされている[5]。したがって、患者の口腔清掃状態の確認と非外科処置による組織の反応を評価しながら、オープンフラップによる外科処置に移るタイミングを考慮する。

Serinoら[6]は、インプラント周囲炎と診断された86本のインプラントにオープンフラップにて対応したにもかかわらず、2年後追跡調査では、その42%にインプラント周囲疾患を再度認めており、治療後良好に経過したインプラントの割合は、骨吸収が5mm以上の場合が40%であるのに対して、骨吸収が軽度（2～4mm）の場合は、74%であったと報告している。このことから、インプラント周囲病変を早期に発見することと、インプラント周囲炎の兆候が現れたら早期に外科的アプローチにて対応し、重篤な骨吸収まで進行させないことが重要である。しかし、インプラントの長径の2/3以上の骨吸収を伴っている場合、撤去後に再埋入したほうが外科的侵襲の低い場合も考えられ、現在のところ明確な基準はないが、患者の希望を聞き入れたうえで、インプラントを撤去するか否か決めていくのが現実的かと思われる。

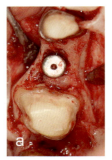 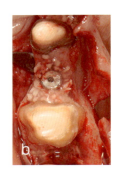 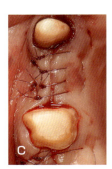 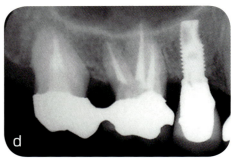

図5-6-2a～d [5]インプラント周囲炎の治療。**a**：骨吸収は2～4mmで、BOP（＋）、排膿（＋）であった。骨吸収はインプラント長径の25%未満であったため、軽度と診断した。**b, c**：また、4壁性の骨欠損であったことから、再生療法（エムドゲイン＋骨移植材料）にて対応した。**d**：術後1年経過時のデンタルX線写真。骨吸収の進行はなく、天然歯とインプラント周囲の組織は安定している。

〈参考文献〉
1) Roncati M. 和泉雄一, 浦野 智. 歯科衛生士の力でここまでできる 非外科的歯周治療. 東京：クインテッセンス出版, 2007.
2) Renvert S, Persson GR, Pirih FQ, Camargo PM. Peri-implant health, peri-implant mucositis, and peri-implantitis: Case definitions and diagnostic considerations. J Periodontol 2018;89 Suppl 1:S304-S312.
3) Berglundh T, Gotfredsen K, Zitzmann NU, Lang NP, Lindhe J. Send to Spontaneous progression of ligature induced peri-implantitis at implants with different surface roughness: an experimental study in dogs. Clin Oral Implants Res 2007;18(5):655-661.
4) Esposito M, Grusovin MG, Worthington HV. Treatment of peri-implantitis: what interventions are effective? A Cochrane systematic review.Eur J Oral Implantol 2012;5 Suppl:S21-41.
5) Renvert S, Polyzois I, Claffey N. Surgical therapy for the control of peri-implantitis. Clin Oral Implants Res. 2012 Oct;23 Suppl 6:84-94..
6) Serino G, Turri A. Outcome of surgical treatment of peri-implantitis: results from a 2-year prospective clinical study in humans. Clin Oral Implants Res 2011;22(11):1214-1220.

第6部

歯周形成外科 アドバンステクニックへの挑戦

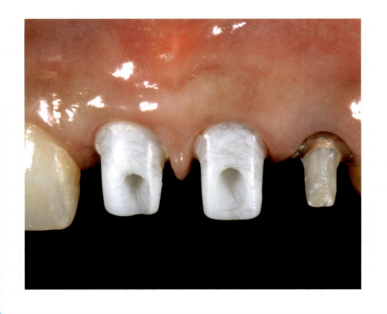

- 6-1 どうする歯肉縁下カリエス？歯冠長延長術をマスターしよう／ 124
- 6-2 歯頸ラインを整えよう！審美的ストラテジー／ 128
- 6-3 どこまでできる？乳頭再建のためのアプローチ／ 132
- 6-4 マイクロスコープを用いた歯周形成外科（MCAT）／ 136
- 6-5 マイクロスコープを用いた再生療法（MIST、M-MIST）／ 138

どうする歯肉縁下カリエス？ 歯冠長延長術をマスターしよう

Part 6
Chapter 6-1

1. 歯冠長延長術の目的

外科的歯冠長延長術（Surgical Crown Lengthening：以下、SCL）の目的は①生物学的観点、②補綴的観点、③審美的観点に分類される。生物学的観点では歯肉縁下深くにカリエス（う蝕）が及んだ歯に対して生物学的幅径（Biologic Width）を再度確立することを目的とし、補綴的観点からは、歯根破折の予防のためのフェルール効果の獲得や補綴装置の維持力向上のために歯冠高径を確保することが目的となる。また、審美的な観点か

らは、適正な歯冠長と幅径の比率（W/L比）が得られない場合や受動的萌出不全といわれるガミースマイルのような状態に対して、歯頸ラインの連続性を付与することで審美的改善を達成することを目的とする。特に、臨床的に遭遇の頻度が高い「歯肉縁下カリエス」は、上記の生物学的と補綴的理由からSCLの必要な場合が多く、歯周外科を臨床に取り入れる最初のステップとして対処しやすいといえる。

2. 歯冠長延長術を選択するうえでの診査項目

歯肉縁下カリエスに対するSCLを選択する際、術前の診査・診断が必須となる（表6-1-1）。まず、臨床的歯冠長と臨床的歯根長の比率が1：1以上であり、かつ、臨床的歯根長が10mm以下でないことを診査し、根本的に歯が保存できるかどうかを診断する（図6-1-1）。その際、生物学的幅径（Biologic Width）を構築するために、骨頂から健全歯質までの距離が最低2mm確保できるかどうかも診査する（図6-1-2）。したがって、カリエス（う蝕）を除去した状態で、骨削除によって骨頂から健全歯質までの距離を最低2mm確保した状態でも、歯冠・歯根比が1：1以下でないことを基準に歯の保存を決定する。

対象歯が単独歯か複数歯かでも術式の選択は変わってくる。単独歯であれば、SCLによって隣在歯の支持骨が喪失する可能性もあることから、矯正的挺出が可能であるかを診査することも必要であり、複数歯であればSCLによって歯槽骨の平坦化が可能かどうか診査する（図6-1-3）。そして、歯

肉縁下カリエスの場合には補綴修復を行うことが前提であるので、Maynardら[1]が提唱したように、修復物を歯肉溝内に設定する場合、5mmの角化歯肉（2mmの遊離歯肉と3mmの付着歯肉）があるほうが有利である。したがって、対象歯の角化歯肉の幅が十分でない場合（臨床的には4mm）、歯肉弁根尖側移動術か遊離歯肉移植術のいずれかを選択をする。

表6-1-1 術式を選択するうえでの診査項目

No.	項目
1	歯冠・歯根比（う蝕除去後）
2	骨頂から健全歯質までの距離
3	単独歯か複数歯か
4	角化歯肉の幅

6-1 どうする歯肉縁下カリエス？ 歯冠長延長術をマスターしよう

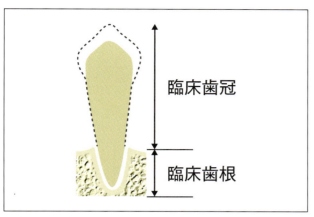

図6-1-1 臨床的歯冠長と臨床的歯根長の比率。臨床的歯冠長と臨床的歯根長の比率が1：1以上であり、かつ、臨床的歯根長が10mm以下でないことを診査し、根本的に歯が残せるかどうかを診断する。

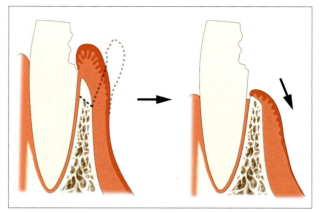

図6-1-2 歯肉縁下にう蝕が生じた場合、生物学的幅径が侵されており、適切な修復物が作製できない場合が多い。そのために、歯周外科による生物学的幅径の再構築が必要か診断するために、骨頂から健全歯質までの距離を最低2mm確保できているか診査する（小野善弘ら、コンセプトをもった予知性の高い歯周外科処置より引用）[2]。

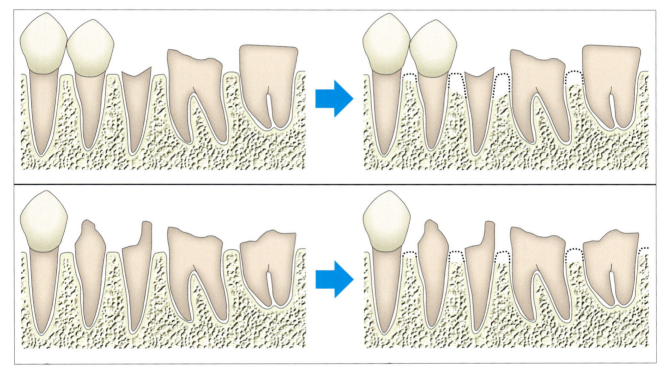

図6-1-3 単独歯の縁下カリエスで、骨を削ると隣在歯の支持骨が犠牲になる場合（上図）、矯正的挺出が可能かどうかを診査し、歯を挺出することで隣在歯の骨の高さと同じになるように骨外科処置を行うことで、隣在歯の骨を犠牲にせずに済む。複数歯の縁下カリエスで、骨外科処置を行うことで歯槽骨の平坦化が可能な場合（下図）には、角化歯肉の幅に応じて歯肉弁根尖側移動術か遊離歯肉移植術で対応する。

3. 歯肉縁下カリエスに対する歯冠長延長術

歯肉縁下カリエスに対するSCLを考慮する際は、以下の5つの術式からの選択となる（表6-1-2）。

1）戦略的抜歯もしくは抜歯

抜歯が望ましい場合は以下のとおりである。
（1）健全歯質の厚みが薄い場合（図6-1-4）。
（2）歯冠歯根比が適当でない場合（支持骨の量が少ない場合）。歯の安定性の点から術後の歯冠歯根比は1：1以上であることが望ましい。
（3）骨の削除量が多くなる場合（図6-1-5）。
（4）骨外科処置の結果、根分岐部が露出してしまう場合（図6-1-6）。

2）歯肉切除

　骨頂から健全歯質まで3mm以上で、角化歯肉の幅が5mm以上存在し、1歯から多数歯の場合は、歯肉切除が適応となる場合がある。しかし、実際の臨床では、生物学的幅径（Biologic Width）を確立するために、骨頂から健全歯質までの距離が最低2mm確保できている症例は稀であり、応用する機会は少ない。

3）矯正的挺出（エクストルージョン）に骨切除をともなう歯肉弁根尖側移動術

　骨頂から健全歯質まで3mm以下で、角化歯肉の幅が4mm以上あり、対象歯が1歯の場合が適応となる。歯だけでなく支持骨も挺出することから、挺出完了後に、骨切除をともなう歯肉弁根尖側移動術による歯冠長延長術を行う（図6-1-7a～g）。

4）骨切除をともなう歯肉弁根尖側移動術

　骨頂から健全歯質まで3mm以下で、角化歯肉の幅が4mm以上存在し、対象歯が多数歯におよぶ場合には、歯肉弁根尖側移動術による歯冠長延長術を行う（図6-1-8a～f）。

5）骨切除をともなう遊離歯肉移植術

　歯肉弁根尖側移動術と同じ状況ではあるが、角化歯肉の幅が不足しており、骨頂から健全歯質まで3mm以下、角化歯肉の幅が4mm以下で、対象歯が多数歯の場合は、遊離歯肉移植術をともなう歯冠長延長術を行う。

表6-1-2　歯肉縁下カリエスに対する術式選択

No.	術式	1. 歯冠・歯根比（う蝕除去後）	2. 骨頂から健全歯質までの距離	3. 単独歯か複数歯か	4. 角化歯肉の幅
1	戦略的抜歯もしくは抜歯				
2	歯肉切除	1：1以上	3mm以上	単独歯から複数歯	5mm以上
3	矯正的挺出ならびに歯肉弁根尖側移動術	1：1以上	3mm以下	単独歯	4mm以上
4	骨切除をともなう歯肉弁根尖側移動術	1：1以上	3mm以下	複数歯	4mm以上
5	骨切除をともなう遊離歯肉移植術	1：1以上	3mm以下	複数歯	4mm以下

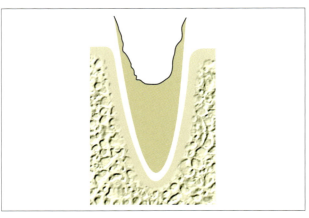

図6-1-4　支台築造、補綴処置の点から1mm以上の健全歯質の厚みが残っていることが望ましい。

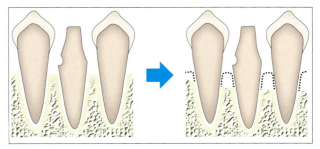

図6-1-5　骨の平坦化の観点から、隣在歯の支持骨の削除、犠牲が大きくなりすぎる場合は抜歯が望ましい。

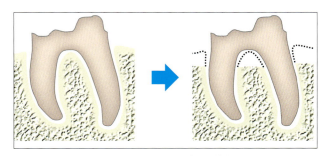

図6-1-6　骨の平坦化の点から、根分岐部が露出してしまう時は抜歯が望ましい。

6-1 どうする歯肉縁下カリエス？ 歯冠長延長術をマスターしよう

矯正的挺出ならびに歯肉弁根尖側移動術で対応した症例（図6-1-7a〜g）

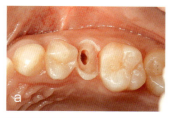
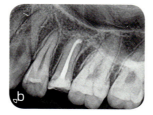
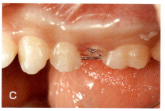
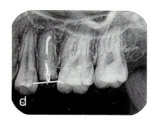
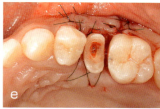
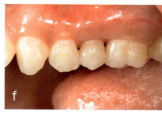
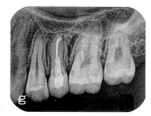

図6-1-7a〜g a、b：術前。c、d：エクストルージョン。e：APF。f、g：術後。
対象歯が1歯で、骨頂から健全歯質まで3mm以下で、角化歯肉の幅が4mm以上であったことから、矯正的挺出後に骨切除をともなう歯肉弁根尖側移動術による歯冠長延長術を行った。

骨切除をともなう歯肉弁根尖側移動術で対応した症例（図6-1-8a〜f）

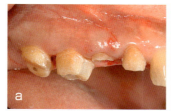
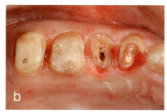
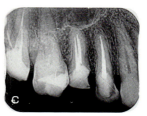
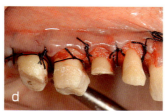
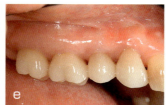
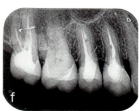

図6-1-8a〜f a〜c：術前。d：APF。e、f：術後。
複数歯が対象となる場合、骨頂から健全歯質まで3mm以下で、角化歯肉の幅が4mm以上存在していれば、歯肉弁根尖側移動術によるSurgical Crown Lengtheningを行う。

臨床が変わるココがポイント！

歯冠長延長術をマスターするには、4つの診査項目を念入りにチェック！

〈参考文献〉
1) Maynard JG Jr, Wilson RD. Physiologic dimensions of the periodontium significant to the restorative dentist. J Periodontol 1979;50(4):170-174.
2) 小野善弘, 宮本泰和, 浦野 智, 松井徳雄, 佐々木 猛. コンセプトをもった予知性の高い歯周外科処置. 改訂第2版. 東京：クインテッセンス出版, 2013.

6-2 歯頸ラインを整えよう！審美的ストラテジー

1. 前歯部歯頸ラインの診査項目は？

アクティブなスマイル時に歯肉が露出するハイスマイルあるいはアベレージスマイルの患者では、歯だけでなく歯肉の形態が審美的な治療結果に大きな影響をあたえる。炎症のない健康な歯肉であることはもちろん、以下のような解剖学的な特徴を事前に診査する必要がある[1]。
①遊離歯肉・付着歯肉の幅や色調、歯槽粘膜の位置
②バイオタイプ（Thick Flat、Thin Scallop）
③歯肉縁形態（平行性、対称性、歯肉頂の位置、歯間乳頭）

遊離歯肉の幅（歯肉溝の深さ）は健康な歯周組織であれば2mm以内であり、深い場合は補綴治療終了後に根尖側に歯肉辺縁が移動し、対称性が失われたり、補綴装置のマージンが露出するなどの問題が発生する可能性がある。また、清掃性や補綴装置辺縁歯肉の安定を考えると付着歯肉の幅も3mm以上あるほうが望ましい[2]。

バイオタイプがThin Scallopタイプの患者は特に辺縁歯肉の退縮が起こりやすい。そのため、結合組織移植などを行い、バイオタイプの改善を図ったうえで、補綴治療を行うことが望ましい。

逆にThick Flatタイプの患者で、歯冠長を延長し辺縁歯肉の形態を整えたいとき、骨外科処置と歯肉弁根尖側移動術（以下、APF）などの切除療法が適応症となることが多い。

理想的な歯肉縁形態は、顔貌を基準とする水平的な基準線や前歯切縁に平行であることが望ましい。そして、歯肉縁のスキャロップ形態は左右対称で、3 1|1 3の歯肉縁の位置が左右で対称となり、2|2はわずかに歯冠側に位置することが望ましい（図6-2-1）[3]。各々の歯の歯肉頂の位置は歯の中心軸よりやや遠心側に位置する。歯間乳頭は隣接の下部鼓形空隙を満たしており、歯冠長の約40％の高さに位置する[4]。歯間乳頭の高さは両側中切歯間でもっとも高く、遠心にいくにしたがい低くなる。この歯肉縁のスキャロップ形態は、セメント-エナメル境および歯槽骨辺縁の形態と相似形で、歯肉縁のスキャロップ形態と比較して骨のスキャロップ形態はややゆるやかとなっている。

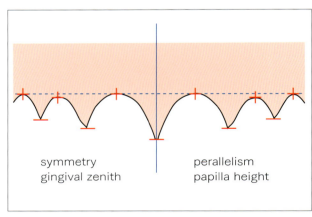

図6-2-1 理想的な歯頸ラインを得るには、左右対称性（symmetry）、平行位置（parallelism）、歯肉輪郭の頂点（gingival zenith）、歯間乳頭の高さ（papilla height）などを評価する必要がある[3]（瀧野裕行 the Quintessence 2011年8月号 審美性領域におけるティッシュマネジメントのArt & Strategy. より引用）。

2. 審美的歯頸ラインを整えるための術式とは？

以上のような診査項目に従い、審美的な前歯部補綴治療を行う場合、以下のような治療術式がある。

①外科的方法（歯肉切除術、骨外科処置、根面被覆術など）（図6-2-2、3）

> **臨床が変わる ココ がポイント！**
> 歯の形態だけでなく、歯肉の形態にも気を配ろう！　特に中切歯の歯頸ラインの左右対称性とzenith pointが重要である。

歯頸ラインの不ぞろいを切除療法で対応した症例（図6-2-2a〜d）

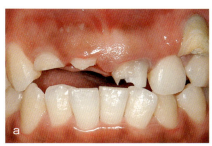
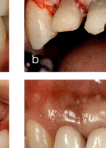
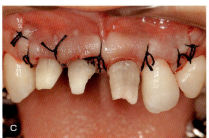
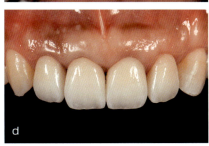

図6-2-2a〜d　a：歯冠形態および歯頸ラインが不ぞろいであり、バイオタイプはThick Flatである。b：プロビジョナルレストレーションを装着した後、部分層弁で剥離し、骨外科処置を行い、骨レベルを目標とする歯頸ラインと相似形に形成する。c：歯肉弁を骨頂に位置づけ骨膜縫合を行う。d：プロビジョナルレストレーションで半年以上経過観察を行い、生物学的幅径が獲得され、歯肉辺縁の位置が安定した後に最終補綴装置を装着した。

歯頸ラインの不ぞろいを根面被覆術で対応した症例（図6-2-3a〜d）

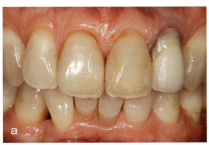
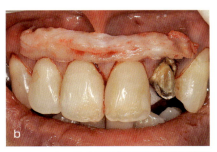
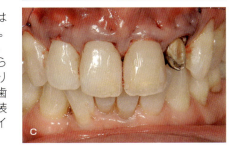
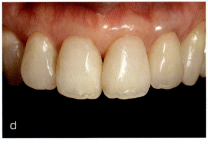

図6-2-3a〜d　a：バイオタイプはThin Scallopで、歯肉が退縮している。|2には不良補綴物が装着されている。b：Envelop Flapを形成し、口蓋から上皮下結合組織を採取、Flap内に滑り込ませる。c：Sling Sutreを行い、歯肉を歯冠側に牽引した。d：補綴装置装着後。露出根面は被覆され、バイオタイプも改善された。

歯頚ラインの不ぞろいを矯正治療で対応した症例（図6-2-4a〜d）

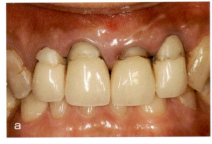
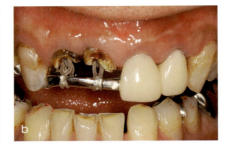
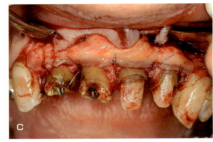
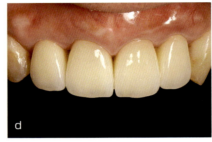

図6-2-4a〜d　a：不良補綴装置が装着され、1|と|2の歯頚ラインはかなり根尖側に位置している。中切歯と側切歯の間の歯間乳頭は両側とも低位である。b：望ましい歯頚ラインが得られるよう1|と2|2を矯正的に挺出した。c：部分層弁で剥離し、骨外科処置と上皮下結合組織移植を行った。d：おおむね望ましい歯肉ラインとなり審美的な結果となった。

歯頚ラインの不ぞろいを補綴装置の歯肉縁下カントゥアを調整することで対応した症例（図6-2-5a〜d）

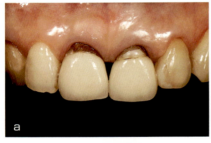
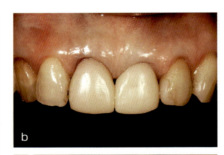
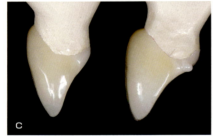
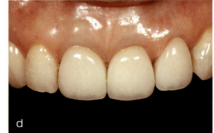

図6-2-5a〜d　a：1|1に不良補綴装置が装着されており、歯頚ラインは不ぞろいでブラックトライアングルが認められた。b：ノーマルカントゥアのプロビジョナルレストレーションを装着した状態では、1|1の歯頚ラインは不ぞろいであった。c：その後プロビジョナルレストレーションの歯肉縁下のカントゥアを調整。|1をオーバーカントゥアにすることで、左右対象となるように調整した。その後プロビジョナルレストレーションの歯肉縁下カントゥアを最終補綴装置に複製した。d：歯頚ラインも整い、ブラックトライアングルも消失し、審美的な結果となった。

②矯正的方法（図6-2-4）
③補綴装置の形態による対応（図6-2-5）

　歯頚ラインの不ぞろいが歯肉だけに認められ、骨レベルに異常がない場合は、歯肉切除だけで対応可能である。骨レベルに不整がある場合は、骨外科処置が可能かどうか検討を行う。もともとの歯冠長が長くなく、歯根間距離が2mm以内で、骨切除や骨整形を行って理想的な歯冠長を獲得できる場合は、APFをともなう切除療法で対応する[5]。この場合は、理想的な生物学的幅径が得られ、術後の歯肉辺縁の位置は安定する。バイオタイプが薄く、その改善が必要な症例や歯肉退縮を認める症例では、上皮下結合組織移植をともなう根面被覆術を行う。この場合は、歯肉の厚みが増すことで歯肉退縮は起こりにくくなるが、骨外科処置をともなうAPFと比較すると辺縁歯肉の位置はやや不安定である。

　歯頚ラインの不ぞろいが歯の位置異常によって発症している場合や歯頚ラインや歯間乳頭の位置が低位であり外科処置だけで対応することが困難な場合は、矯正的方法を検討する。矯正治療のみで補綴治療に移行できることは少なく、ほとんどの症例で外科処置と組み合わせる必要がある。

　歯頚ラインの不ぞろいが軽度で、バイオタイプも薄くなく、骨レベルの位置異常も認められない場合、

6-2 歯頚ラインを整えよう！　審美的ストラテジー

補綴装置の形態、特に歯肉縁下のカントゥアを調整することで歯頚ラインを整えることが可能である[6,7]。プロビジョナルレストレーションを用いて理想的な歯肉ラインに整え、それを最終補綴装置に複製していく。

実際の臨床では、これら術式を単独あるいは組み合わせることで、審美的なゴールを達成する。

こだわり "ペリオ" テクニック

歯のポジションやバイオタイプ、辺縁骨の位置などを診断し、インサイザルエッジポジションを決定した後、最適な術式を選択しよう！

〈参考文献〉
1) Fradeani M. Esthetic rehabilitation in fixed prosthodontics. Chicago: Quintessence Publishing, 2004.
2) Nevins M. Attached gingiva--mucogingival therapy and restorative dentistry. Int J Periodontics Restorative Dent 1986;6(4):9-27.
3) 瀧野裕行. 審美領域におけるティッシュマネジメントの Art & Strategy. the Quintessence 2011: 30(8): 90-107.
4) Chu SJ, Tarnow DP, Tan JH, Stappert CF. Papilla proportions in the maxillary anterior dentition. Int J Periodontics Restorative Dent 2009

;29(4):385-393.
5) 佐々木猛, 水野秀治, 松井徳雄. APF 後の軟組織の回復. 上顎中切歯歯間乳頭に焦点を当てて. I健康な歯周組織における歯間乳頭の高さと歯根間距離. the Quintessence 2010: 29(1): 130-138.
6) 木林博之. 補綴装置と歯周組織の接点（前編）：Tissue Stability を獲得できるカウントゥアを検証する. the Quintessence 2012:31(1):116-137.
7) 木林博之. 補綴装置と歯組織の接点（後編）：歯間乳頭と隣接面カウントゥアの関係を検証する. the Quintessence 2012:31(2):95-115.

第6部

歯周形成外科アドバンステクニックへの挑戦

どこまでできる？乳頭再建のためのアプローチ

1. 最終的な歯間乳頭の位置とは？

　歯間乳頭を考察することは審美性の獲得のために重要なプロセスとなる。審美治療を行うにあたり最終的な歯間乳頭の位置を術前に診断することが成功の鍵となる。この診断を誤るとブラックトライアングルやロングコンタクトというような問題が起こり審美性を損ないかねない。こだわりペリオが注視しているのは、形態的なものだけでなくコンタクトポイント（papilla height）の連続性が重要だと考えている（図6-3-1a～c）。また乳頭再建のアプローチ方法としてはさまざまな手法があり症例に応じて選択していく必要があるが、術前の治療計画の段階で保存が可能なのか再建が必要なのかを見極めることが重要である。

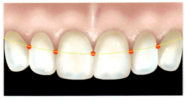 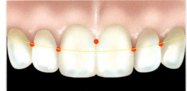 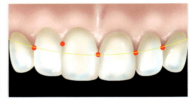

図6-3-1a～c　コンタクトポイント（papilla height）の連続性。たとえLow Smileでも歯間乳頭は見えており、乳頭が見えない場合は違和感を感じることが多い。

2. 歯間乳頭の扱いは慎重に！

　前述したように、歯肉審美の成功のためには術中の歯間乳頭の扱いが重要なポイントとなる。そのためには、前提として審美領域の外科処置の際には必ず歯間乳頭の保存に努める必要がある。NordlandとTarnow[1]は天然歯における歯間乳頭の再生に関する研究結果を報告している。その結果に基づき、Salamaら[2]はインプラント治療における歯間乳頭形成の難易度分類を提唱している。歯冠部のコンタクトポイントの最根尖側から歯冠部歯槽骨頂までの距離（interproximal height of bone：IHB）により、以下の3つに分けている。Class1（IHBが4～5mm；軟組織の審美的な結果を得る可能性が高い）、Class2（IHBが6～7mm；慎重に対応すべきであり、コンタクトポイント位置をさらに根尖側へ移動させロングコンタクトの必要あり）、Class3（IHBが7mm以上；軟組織の審美的な結果を得るのがもっとも困難）。つまり、退縮した歯間乳頭の回復は極めて困難であり、歯間乳頭の扱いは慎重に行う必要がある。もし乱雑に扱えば術後の血液供給は途絶え乳頭は壊死し、審美的に良好なpapilla heightを獲得することができなくなる。papilla preservation flapは特に審美領域において有効な方法であるが、歯根間距離や乳頭部の状態に左右され切開や剥離に至るまで難易度の高い術式である。

　papilla preservation flapには以下の術式が挙げられる（図6-3-2～4）。これらの術式をケースに応じて選択し歯間乳頭の保存に努める。また、乳頭部に切開が及ぶ際、一つの目安として歯間乳頭幅が2mm以上の場合は切開をしても乳頭が壊死する可能性は低いが2mmより近接しているケースにおいては乳頭部の切開に十分配慮する必要がある。

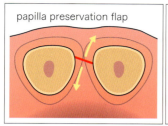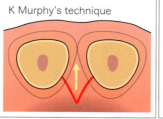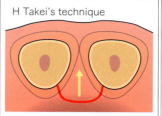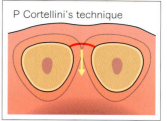

図6-3-2 さまざまな papilla preservation flap[3]（吉江弘正ら 再生歯科のテクニックとサイエンスより引用・改変）。

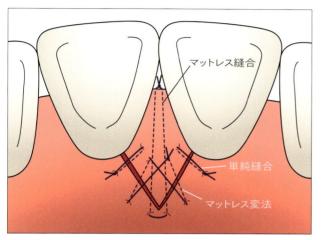

図6-3-3 K Murphy's technique において推奨される縫合術式[4]（瀧野裕行 the Quintessence 2011年8月号より引用）。

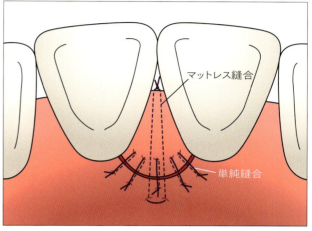

図6-3-4 H Takei's technique において推奨される縫合術式[4]（瀧野裕行 the Quintessence 2011年8月号より引用）。

臨床が変わる ココ がポイント！

歯間乳頭の保存・再建には FGF2 または EMD が必須アイテム。

3. 退縮した乳頭に対する対処法

1）補綴的対応

補綴による歯間乳頭の回復を考えるうえで重要な要件として垂直的な要件と水平的な要件がある。垂直的な要件として dentogingival complex が挙げられる。dentogingival complex とは前歯部の歯‐歯肉‐歯槽骨の解剖学的関係＝歯肉縁から骨頂までの距離でありその距離を術前に測定することで術後の歯間乳頭の再生量を予測することができる。水平的な要件としては乳頭退縮部位の歯根間の距離を測定することで乳頭の再生量を予測することができる。

つまり、歯間乳頭を補綴的に再建する場合術前にこの2つの要件を考察することで、最終補綴のコンタクト形態を術前におおよそ決定することができる。Tarnow ら[1]によると歯根間の dentgingival complex は平均5mmであり、5mmを越えると乳頭の閉鎖は難しくなる。また、佐々木ら[5]によると歯根間距離については2mmが境界線となり2mm以下であればスキャロップは急になり十分な高さの乳頭が獲得でき2mm以上であればスキャロップは緩やかになり乳頭回復は期待できずロングコンタクトによる補綴的なブラックトライアングルの閉鎖が求められることとなる。このようなことを術前に十分に考察することで条件が良ければ補綴的な対応のみで歯間乳頭の回復は可能である。

2) 外科的な対処法

(1) 再生療法および矯正的挺出

乳頭再建のアプローチでもっとも頻度の高いものが外科的な対処法であろう。前述のように補綴的なアプローチで回復が可能なものであれば良いが条件は限りなく絞られる。そのため、外科的なアプローチ法は多くの症例で用いられる。しかし、その術式には繊細さが要求され、煩雑な処置を行えば前述したように乳頭は回復するどころか壊死し術前の状態より悪化することも考えられる。そのため、術前の診査・診断を十分に行い、正しい術式を選択することが重要である。外科的アプローチの診査・診断を行うにあたりまず考えなければならないことは乳頭の欠損の原因が軟組織のみ起因するのか、軟組織と硬組織の欠損を含むのかを考えなければならない。

著者らの経験では、外科的なアプローチにて回復が必要な乳頭においては多くのケースで硬組織の欠損をともなう。硬組織の欠損のある状態で軟組織のみの回復を行っても、長期に良好な結果を獲得することは困難である。硬組織を回復したうえで乳頭を回復させることで、長期の安定を保つことが可能となる。硬組織の回復には再生療法や矯正的挺出などが用いられることが多い（図6-3-5a～h）。

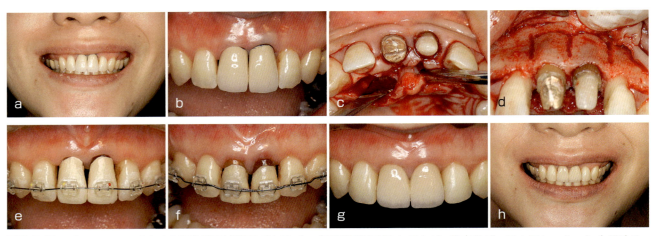

図6-3-5a～h　a：スマイル時の審美障害は顕著である。b：歯間乳頭は喪失しており、歯肉のディスカラレーションも認める。c：H. Takei's ppt による歯間乳頭を温存した切開と剥離。d：唇側、口蓋側ともに皮質骨を穿孔したスリットを入れた。e、f：ライトフォースでレベリングを開始し、中切歯は挺出、側切歯は圧下を行った。g：最終補綴装置装着後の上顎前歯唇側面観。歯肉ラインの改善とディスカラレーションの消失を認める。h：スマイル時、歯間乳頭は回復し審美的な結果が得られた。

(2) 軟組織による乳頭再建のアプローチ

結合組織移植を用いた歯間乳頭の再建術を成功させるためにはいくつかのポイントがある。まず術前の診断において、どのような原因で乳頭の喪失が起こったのかを考察し、どのくらいまで再建が可能なのかを考える必要がある。次に、どの術式を選択すれば良好な結果を獲得できるのか十分に熟考しなければならない。

歯間乳頭はとてもデリケートな部位であり少しでも乱暴に取り扱えば術後早期に退縮が起こる。そのため剥離やパウチの形成などは術後の血液供給を考慮し、拡大視野下にてマイクロブレードなどのマイクロサージェリー用の器具を用い、形成していく必要がある。受容側に結合組織を挿入したのち死腔が出来ないように必要な量の結合組織の採取（多すぎず少なすぎず）と結合組織の挿入口となる必要最低限の切開または乳頭の上方への牽引が可能となる十分なパウチの形成が重要となる。パウチの形成が小さい場合などは、結果、移植片を無理やり挿入することで過度の圧力が移植片にかかり壊死を起こしてしまうこともあるため注意が必要である。また、歯間乳頭を含む軟組織の治癒促進には、成長因子（FGF2・EMDなど）の併用が効果的である（図6-3-6a～c）。

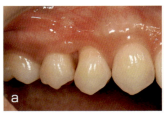 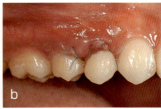 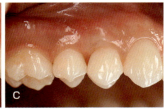

図6-3-6a～c　a：右上第一第二小臼歯間の歯間乳頭の喪失を認める。b：成長因子を併用した上皮下結合組織移植術の術後1週間。c：術後6ヵ月経過時。歯間乳頭は完全に回復している。

4. インプラント間の乳頭回復

インプラント間の乳頭の維持と再建を図るには、適切な隣接面形態（歯肉縁下）の付与と、乳頭部への適度な加圧が必要となる。すなわち、歯間乳頭が本来支持されている適正な距離感（歯根間距離2mm、乳頭からCEJまでの距離3mm）を再現することである。その際、①インプラント間距離（3mm以上）、②埋入深度、③埋入方向、④隣接歯槽骨の高さと乳頭からの垂直的な位置関係、⑤乳頭下組織の唇舌的ボリューム（唇側骨のバルコニー2～4mm）などの条件をしっかり見極めておく必要がある（図6-3-7a～h）[6]。

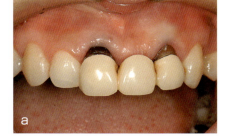
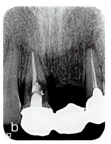

図6-3-7a、b　a：初診時正面観。不良補綴装置およびカリエス、歯肉のディスカラレーションによる審美障害を主訴とする。b：デンタルX線写真。上顎右側中切歯に骨縁下カリエスおよび垂直性骨欠損を認める。上顎左側側切歯には根尖病巣を認め要根管治療歯と判断した。

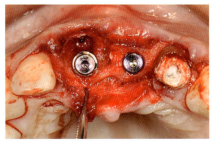
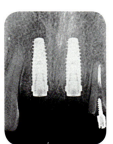

図6-3-7c　抜歯窩および近心骨欠損部を十分掻爬した後、左右側2本のインプラントをシンメトリーかつ理想的な位置に埋入した。

図6-3-7d　移植片を固定し縫合した状態。正中の乳頭部直上を避けて縫合し擬似歯間乳頭を形成しておく。

図6-3-7e　埋入後のデンタルX線写真。高さのあるカバースクリューを装着することで垂直的な増大を図る。近遠心的にも理想的な位置に埋入できた。

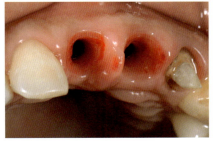
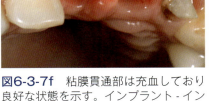
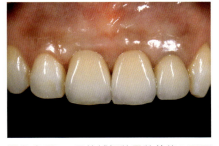

図6-3-7f　粘膜貫通部は充血しており良好な状態を示す。インプラント-インプラント間の乳頭は十分な高さを維持している。

図6-3-7g　CAD/CAMジルコニアアバットメントを装着した状態。粘膜貫通部のカントゥアも良好な形態で周囲組織をサポートしている。

図6-3-7h　最終補綴装置装着後の正面観。e.max pressクラウンを装着し、上顎右側側切歯はダイレクトボンディングにて修復している。（歯科技工担当：Ray Dental Labor・都築優治氏）。

〈参考文献〉
1) Nordland WP, Tarnow DP. A classification system for loss of papilla height. j.periodontol.,69(10):1124-1126,1998.
2) Salama H,Salama MA,Garber D,Adar P.The interproximal height of bone:a guidepost to predictable aesthetic strategies and soft tissue contours in anterior tooth replacement.Pract Periodontics Aesthet Dent 1998;10(9):1131-1141.
3) 吉江弘正，宮本泰和 編著．再生歯科のテクニックとサイエンス．東京：クインテッセンス出版，2005．
4) 瀧野裕行．審美領域におけるティッシュマネジメントのArt & Strategy. the Quintessence 2011; 30(8): 90-107.
5) 佐々木 猛，水野秀治，松井徳雄．APF後の軟組織の回復：上顎中切に焦点を当てて：1健康な歯周組織における歯間乳頭の高さと歯根間距離．The Quintessence 2010; 29(1): 130-138.
6) 瀧野裕行．上顎両中切歯部位に対する即時および遅延埋入によるアプローチ．Quintessence DENT Implantol 2014; 21(1): 55-63.

Part **6** Chapter **6-4**

マイクロスコープを用いた歯周形成外科（MCAT）

1. 補綴前処置におけるマイクロスコープの応用

　歯周形成外科が必要な症例の中でも歯肉退縮は臨床で遭遇する機会が多く、治療法についてもこれまで多くの術式が紹介されている。

　歯肉退縮に対する治療の診断とゴールに関しては「Part3-Chapter3―根面被覆は難しい？　難易度診断とフローチャート―」に記したが、最大限の根面被覆と角化歯肉の獲得を行うために、より簡便な術式で治癒期間を早め、瘢痕の残らないように審美的に改善することが課題となる。その際、マイクロスコー

プを使った歯周形成外科 (modified coronally advanced tunnel technique：MCAT)[1,2] を応用すると、これらの課題を克服しやすくなる。また補綴前処置として歯周形成外科を行う場合、外科処置後のリマージンやカントゥアの調整においても拡大視野下での繊細な調整が求められる。本術式は歯間乳頭部に切開を加えないため血液供給に優れ、歯肉弁を歯冠側に引き上げることで瘢痕形成を防ぎ、早い治癒期間でより審美的な結果を得ることが可能となる。

臨床が変わる ココ がポイント！

外科処置後、6〜8週程度でサブジンジバルカントゥアの調整を始める際、プロビジョナルレストレーションのハイポリッシュを忘れずに。

2. MCAT 術式の実際―症例を通じて

　図 6-4-1 において歯肉退縮部位のバイオタイプは Thin Scallop、Miller の分類 Class1、Maynard の分類 Type Ⅳ と診断した。この状況を改善せずに補綴修復のみを行うと左右での歯頚線の不ぞろいや、さらなる歯肉退縮を引き起こすことが危惧される。

　そこで本症例では補綴前処置として根面被覆とバ

イオタイプの改善を目的に上皮下結合組織を用いた根面被覆術を行うこととした。

　歯肉の退縮量はセメント - エナメル境（以下、CEJ）より 1 〜 3 mm と軽度であったが、退縮の範囲が 4 歯にわたる複数歯であること、歯間乳頭の幅と高さが十分にあることから、MCAT を選択した。

6-4 マイクロスコープを用いた歯周形成外科（MCAT）

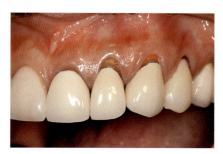

図6-4-1　初診時口腔内。患者は49歳、女性。主訴は歯肉退縮による審美障害であった。|1234に歯肉退縮と不良補綴装置を認めた（図6-4-1から図6-4-7までは参考文献3より引用）。

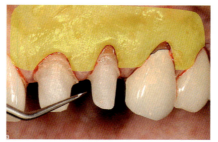

図6-4-2　トンネリングテクニックの切開範囲。歯頸部からメスを入れ、袋状のパウチを形成。MGJ（歯肉歯槽粘膜境）を越えて切開し、移植片の入るスペースを確保する。また、乳頭を歯冠方向に引き上げるためにパピラーエレベーター※を用いて乳頭部直下も切離し、十分な範囲の受容床を形成しておく必要がある。

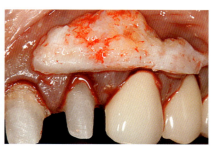

図6-4-3　結合組織片の試適。口蓋から採取した上皮下結合組織（採取方法についてはPart3-Chapter2参照）。歯肉退縮量が比較的大きく移植片の露出が予測される|2に対して移植片の厚みと幅に富んだ部分を位置づけることにした。

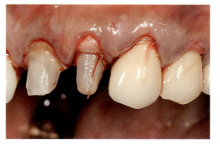

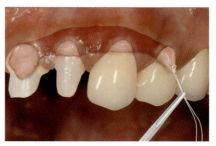

図6-4-4a、b　移植片の挿入と固定縫合。|4から縫合糸を入れ、形成したパウチ内を|1まで通す。ここで移植片に糸を刺入し、再度縫合針をパウチ内に挿入、|4まで戻して移植片を所定の位置まで牽引した後、懸垂縫合でCEJのラインにそろえて固定した。

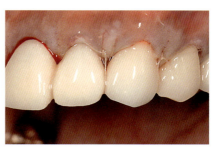

図6-4-5　歯間乳頭の懸垂縫合。プロビジョナルレストレーションを装着した後に懸垂縫合にて歯間乳頭部のリフティングを行った。

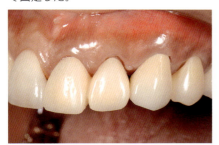

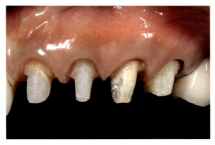

図6-4-6a、b　術後8週程度から少しずつプロビジョナルレストレーションを調整。繊細なリマージンとカントゥアの調整が重要となる。

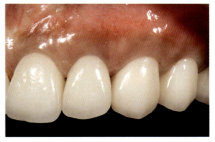

図6-4-7　術後1年経過時。辺縁歯肉や歯間乳頭の退縮も認められず、安定した状態を維持している。

こだわり"ペリオ"テクニック

MCATは、パウチの大きさと歯間乳頭の挙上がポイント！
パピラーエレベーター※を使いこなそう！

※パピラーエレベーター（株式会社フォレスト・ワン、Dr. Takino Selectionsより）

〈参考文献〉
1) Aroca S, Molnár B, Windisch P, Gera I, Salvi GE, Nikolidakis D, Sculean A. Treatment of multiple adjacent Miller class I and II gingival recessions with a Modified Coronally Advanced Tunnel (MCAT) technique and a collagen matrix or palatal connective tissue graft: a randomized, controlled clinical trial. J Clin Periodontol 2013; 40(7): 713-720.
2) Sculean A, Cosgarea R, Stähli A, Katsaros C, Arweiler NB, Brecx M, Deppe H. The modified coronally advanced tunnel combined with an enamel matrix derivative and subepithelial connective tissue graft for the treatment of isolated mandibular Miller Class I and II gingival recessions: a report of 16 cases. Quintessence Int 2014; 45(10): 829-835.
3) 瀧野裕行．歯肉弁歯冠側移動術を併用したトンネリングテクニック（MCAT） the Quintessence 2014; 33(1): 7-9.

マイクロスコープを用いた再生療法 (MIST、M-MIST)

Part 6 Chapter 6-5

1. MI な再生療法の応用とは？

　昨今、再生療法の予知性は高まりつつあり、多くの歯科医師が手掛けるようになった。しかし、今なお高度な治療技術であることには変わりない。また、さまざまなマテリアルの開発にともない、再生療法において適応症は拡大し、さらには患者と術者にとって満足のいく結果を得るための治療戦略は進化しており、コーンビーム CT やマイクロスコープなどの普及が進み、術者にとって有用な環境が整備された。

　そのような背景の中、2007 年には MIST（minimally invasive surgical technique）[1]、2009 年には M-MIST（modified minimally invasive surgical technique）[2] などより低侵襲な方法が Cortellini と Tonetti[1,2] によって発表された。

2. MIST と M-MIST の基礎知識の整理

　MIST や M-MIST は、歯肉弁を剥離する際の剥離デザイン (フラップデザイン) のことであり、骨欠損が隣接面を含む歯根全周の 1/3 程度までのものに用いられる。隣接面に限局した骨欠損や隣接面から舌側への回り込みが認められるものの頬側からのデブライドメントが可能な場合は M-MIST を用いる (図 6-5-1)。この術式を選択する場合は、歯間乳頭を挙上せず可及的に健全側の付着器官は温存する。

　また、骨欠損が隣接面から舌側に拡大しており頬側からデブライドメントが困難な場合は、歯間乳頭の挙上を行う MIST を選択する (図 6-5-2)。ただし、剥離は頬側と舌側の骨頂を露出したところで止め、剥離量を最小限にとどめる。これらの低侵襲手術を選択することにより、骨欠損に隣接する歯間乳頭軟組織が再生にとって有利な壁としての役目を果たし、結果として再生にとって重要な「スペースの確保」と「血餅・創傷の安定」につながる有利な方法である。しかし、低侵襲の手術を行ううえで障害となるのは、視野の確保の困難さである。特に歯間乳頭を挙上しない M-MIST ではそれが顕著に表れる。そこで、マイクロスコープを活用することで光源を有する拡大視野下の環境が確保でき、最小限の歯肉剥離で欠損に対する処置が可能となる (図 6-5-3)。マイクロスコープは、圧倒的な倍率と明るさ、この 2 つの要素により、見えないものがより鮮明に見え、感覚的に行ってきた治療が確実性のある治療へと変化した。特に再生療法は、根面や骨欠損部へのデブライドメントが非常に重要であるが、より低侵襲に行うことで患者の術後の不快感も少なくメリットは大きい。しかし、視野が狭くなり、術者負担は増えるが、マイクロスコープ等の機器を活用することで、より確実に処置を行うことが可能となる。

6-5 マイクロスコープを用いた再生療法（MIST、M-MIST）

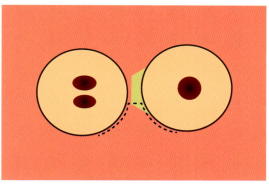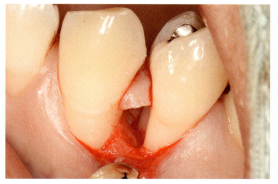

図6-5-1 M-MIST。頰側のみに切開を加え、歯間乳頭は挙上せず温存する。骨欠損部へのアクセスは頰側に開けた小さな窓から行う。

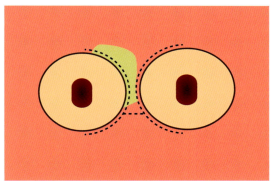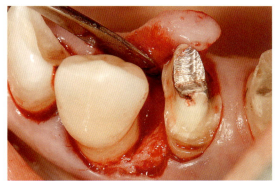

図6-5-2 MIST。隣接面に限局したフラップを頰側と舌側に翻転する。それぞれのフラップの剥離挙上は、頰側と舌側の骨頂を露出したところで留める。

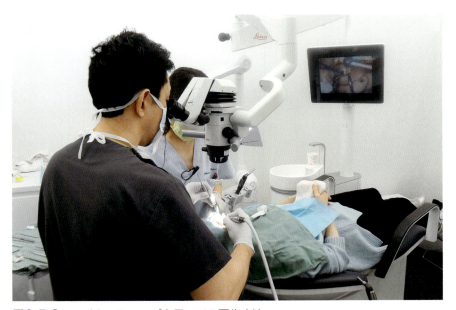

図6-5-3 マイクロスコープを用いての再生療法。

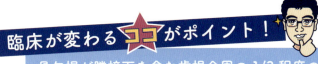

骨欠損が隣接面を含む歯根全周の1/3程度のものは、低侵襲な剥離（MIST・M-MIST）を用いよう。

また、低侵襲手術を応用することにより、治療戦略に関しても従来の考え方とは異なってくる。最小限の歯肉弁の剥離で止め、より血餅の維持安定が得られやすい環境が確保できるため、本来持っている治癒能力に依存するところが大きくなる（図6-5-4)[3]。血餅を維持しやすい骨欠損形態（以下、containing defectと表記）の場合は、エムドゲイン（エナメルマトリックスデリバティブ：以下EMDと略）のみで対応可能となり、他の再生材料による付加的な効果を必要としないと報告した。特に、M-MISTを選択した場合は、いずれの骨欠損形態においても血餅のみかEMDでの対応としている。これは、温存した歯間乳頭が再生にとって有利な壁となりスペースの確保と血餅・創傷の安定につながるためである。一方で、血餅の維持が困難な骨欠損形態（以下、non containing defectと表記）の場合は、従来通り血餅の維持のために骨移植材料やメンブレン等の再生材料を用いる。

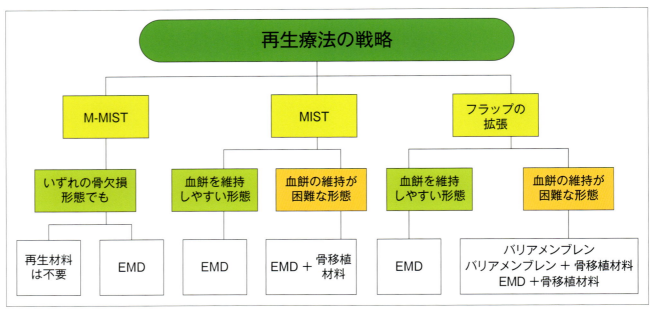

図6-5-4 治療戦略のフローチャート[3]。（Part 4-4参照）

CortelliniとTonettiら[4]は、① M-MIST単体、② M-MIST ＋ EMD、③ M-MIST ＋ EMD ＋ 骨移植材料を用いた術式の異なる3群間のランダム化比較臨床試験を報告し、いずれにおいても1年後のポケットの減少とCAL gain、デンタルX線写真によるbone fillの評価で有意差がなかったと報告した（図6-5-5)[4]。すなわち、スペースの確保を再生材料に頼るのではなく、血餅や創傷の安定を向上させる適切な術式選択で、本来もっている創傷治癒の潜在能力を最大限に引き出すことができる可能性を示している。

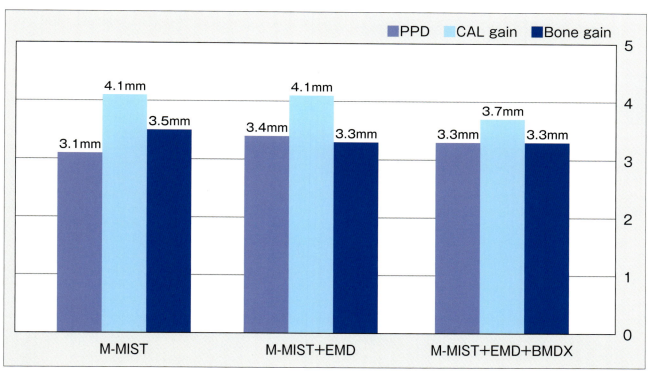

図6-5-5 M-MISTに再生材料を併用した効果[4]。M-MISTに再生材料を併用しても、臨床的なデンタルX線写真による評価に有意差がなかった。

3. MISTとM-MISTの剥離手順とその勘所

MISTとM-MISTの違いは、歯間乳頭を翻転するかしないかの差である（図6-5-6）。

ここでは、その手順を述べる。

①頬側歯間部に切開を加える。その際、歯肉の傾きに対し、90°にマイクロブレードを挿入。

②切開したところから、マイクロブレードを歯軸方向に起こして挿入し、頬側骨頂部を探索する。

③骨頂を探知できたら、剥離を行い頬側骨頂を露出したところで止める。

④頬側の小さな窓から、マイクロブレードを用いて、舌側骨欠損底部を探索する。

⑤骨欠損舌側壁骨面にマイクロブレードを当てながら、舌側骨頂部を探索する。

⑥骨頂を探知できたら、欠損部にある肉芽組織を除去。ここまでの工程でM-MISTによる剥離が完了。その後、根面、骨欠損のデブライドメントを頬側の小さな窓から行う。

⑦MISTの場合、さらに歯間乳頭を翻転する。舌側に回っている骨欠損周囲のデブライドメントのために、頬側同様、骨頂が露出したら剥離を終える。

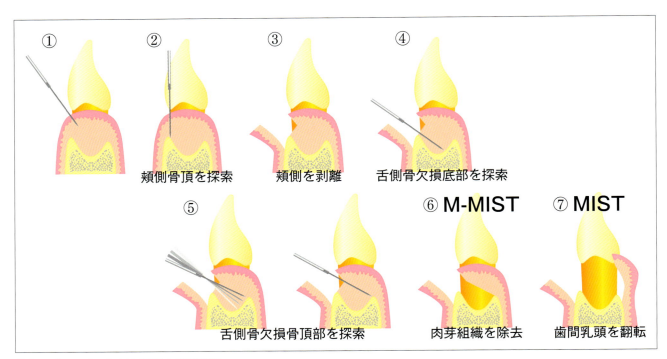

図6-5-6 MIST と M-MIST の剥離手順。

こだわり"ペリオ"テクニック

MIST、M-MIST を用いた剥離は、剥離子を用いて力づくで歯肉を剥離するのではなく、マイクロブレードを用い、歯周靭帯や肉芽組織を切離しながら愛護的に翻転を行う。

〈参考文献〉
1) Cortellini P, Tonetti MS. A minimally invasive surgical technique with an enamel matrix derivative in the regenerative treatment of intra-bony defects: A novel approach to limit morbidity. J Clin Periodontol 2007;34(1):87-93.
2) Cortellini P, Tonetti MS. Improved wound stability with a modified minimally invasive surgical technique in the regenerative treatment of isolated interdental intrabony defects. J Clin Periodontol 2009;36(2):157-163.
3) Cortellini P, Tonetti MS. Clinical concepts for regenerative therapy in intrabony defects. Periodontol 2000 2015;68(1):282-307.
4) Cortellini P, Tonetti MS. Clinical and radiographic outcomes of the modified minimally invasive surgical technique with and without regenerative materials: A randomized-controlled trial in intra-bony defects. J Clin Periodontol 2011;38(4):365-373.

歯周疾患およびインプラント周囲疾患とその状態に関する分類 2017
～約 20 年ぶりに変わった！歯周病の新分類～

CLASSIFICATION OF PERIODONTAL AND PERI-IMPLANT DISEASES AND CONDITIONS 2017

出典　G Caton J, Armitage G, Berglundh T, Chapple ILC, Jepsen S, S Kornman K, L Mealey B, Papapanou PN, Sanz M, S Tonetti M. A new classification scheme for periodontal and peri-implant diseases and conditions - Introduction and key changes from the 1999 classification. J Periodontol. 2018; 89 Suppl 1 : S 1 -S8.
　　　G Caton J, Armitage G, Berglundh T, Chapple ILC, Jepsen S, S Kornman K, L Mealey B, Papapanou PN, Sanz M, S Tonetti M. A new classification scheme for periodontal and peri-implant diseases and conditions - Introduction and key changes from the 1999 classification. J Clin Periodontol. 2018; 45 Suppl 20: S 1 -S8.

　2017年11月、アメリカ歯周病学会とヨーロッパ歯周病学会を中心とした the World Workshop on the Classification of Periodontal and Peri-Implant Disease and Conditions が開催された。このワークショップでは約20年ぶりに歯周疾患に関する新しい分類が提唱された。また、インプラント周囲組織疾患に関する分類が初めて加えられるなど、大きな変更があった。ここでは2018年、Journal of Periodontology と Journal of Clinical Periodontology に掲載されたレビューから、特筆すべきポイントを紹介する。

表１　歯周疾患およびインプラント周囲疾患とその状態に関する分類2017

歯周疾患とその状態		
歯周組織の健康、歯肉炎とその状態 Chapple ら、コンセンサスレポート[1] Trombelli ら、症例定義[2]	歯周病 Papapanou ら、コンセンサスレポート[3] Jepsen ら、コンセンサスレポート[4] Tonetti ら、症例定義[5]	歯周組織に影響を及ぼすその他の状態 Jepsen ら、コンセンサスレポート[4] Papapanou ら、コンセンサスレポート[3]
1）歯周組織の健康と歯肉の健康 2）歯肉炎（バイオフィルムに起因するもの） 3）歯肉疾患（バイオフィルムに起因しないもの）	1）壊死性歯周疾患 2）歯周病 3）全身疾患の兆候としての歯周病	1）全身疾患と歯周支持組織に影響する因子 2）歯周膿瘍と歯周歯内病変 3）歯肉歯槽粘膜の形態異常 4）外傷性咬合力 5）歯と補綴装置に関する要因

表２　インプラント周囲疾患とその状態

インプラント周囲疾患とその状態[6]			
インプラント周囲組織の健康	インプラント周囲粘膜炎	インプラント周囲炎	インプラント周囲軟組織および硬組織の欠損

①歯周炎の分類はステージとグレードで評価へ！

　新分類では、慢性歯周炎と侵襲性歯周炎を一つの歯周炎として診断するようになった。そのため、年齢を考慮する必要があると再度考えられ、評価因子の一つに『％骨吸収年齢』が追加された[7]。また、歯周炎を今回新たにステージとグレードで分類し、ステージでは現在の口腔内環境や歯病の進行度、グレードでは主要原因であるバイオフィルムの状況やこれまでの既往、その他リスクファクターを考慮し、歯周病の重篤度を示している。特に全身疾患との関連性に着目しており、喫煙、糖尿病、炎症マーカーであるCRP（C反応性タンパク）がグレード分類の項目として取り入れられた。ステージとグレード、この二つの分類方法を組み合わせることで広い範囲の歯周病の病態の分類に対応が可能になった[5]。

表3　歯周病のステージ分類

歯周病ステージ		ステージⅠ	ステージⅡ	ステージⅢ	ステージⅣ
重症度	歯間部 CAL	1〜2mm	3〜4mm	5mm 以上	5mm 以上
	X 線による骨吸収	歯頚部から1/3（15% 未満 ）	歯頚部から1/3（15〜30%）	歯根部1/2以上	歯根部1/2以上
	歯周病による歯の喪失	なし		4 歯以下	5 歯以上
複雑度	局所	最大 PD 4mm 以下水平的骨吸収	最大 PD 5mm 以下水平的骨吸収	ステージⅡの条件に加え、PD 6mm 以上垂直的骨吸収 3mm 以上根分岐部病変 Class Ⅱか Class Ⅲ中等度の歯槽堤欠損	ステージⅢの条件に加え、以下のために複雑な補綴修復が必要な場合。咀嚼障害、二次性咬合性外傷、重度な歯槽堤欠損、咬合崩壊、病的な歯の移動、フレアアウト、残存歯20歯以下。
範囲、広がり	ステージを追加	それぞれのステージにおいて、局所型（歯数の30％未満が罹患）、広範型、また、臼歯型・前歯型を記載すること。			

表4　歯周病のグレード分類

歯周病グレード			グレード A 遅延進行型	グレード B 中等度進行型	グレード C 急速進行型
初期基準	進行の直接的エビデンス	長期データ	過去 5 年間に骨吸収なし	過去 5 年間で 2mm 未満の骨吸収	過去 5 年間で 2mm 以上の骨吸収
	進行の間接的エビデンス	％ 骨吸収 / 年齢	＜0.25	0.25〜1.0	1.0＜
		表現型	多量のバイオフィルム沈着と軽度の組織破壊	バイオフィルムの沈着に見合う組織破壊	バイオフィルム沈着量からの予測を超える重度な組織破壊
グレードの修飾因子	リスクファクター	喫煙	非喫煙	喫煙（10本未満 / 日）	喫煙（10本以上 / 日）
		糖尿病	正常血糖値	糖尿病患者 HbA1c 7.0% 未満	糖尿病患者 HbA1c 7.0% 以上
歯周炎による全身への影響	炎症マーカー	高感度 CRP	＜ 1 mg/L	1 〜 3 mg/L	3 mg/L ＜
バイオマーカー	CAL/ 骨吸収の指標	唾液、歯肉溝浸出液、血清	?	?	?

② Biologic width → Supracrestal tissue attchment

Biologic width は根尖側から歯冠側に向けて骨縁上の付着組織について一般的に用いられる臨床用語である。骨縁上の結合様式は組織学的に上皮性付着と結合組織性付着からなる。したがって、Biologic width という用語は Supracrestal tissue attchment に変更する必要があると提唱された[8]。

③歯肉退縮の分類に関する新しい考察

これまで根面被覆術を行う際に、歯肉退縮を評価する上で最も一般的なものは Miller の分類であったが、今回の見直しでは新たに Cairo の分類が付け加えられた（巻末付録4参照）[9]。さらに周辺環境として・歯肉の厚み・角化歯肉幅・根面のステップやう蝕の有無・歯の位置・小帯の異常・連続する歯肉退縮歯数・口腔前庭の深さに関しても診査の必要があることが明記されている。

④インプラント周囲疾患に関する基準の設定

近年、世界的な問題になっているインプラント周囲疾患であるが、今回のワークショップでは学会として初めてインプラント周囲粘膜炎とインプラント周囲炎の診断基準が提言された[6]。

表5　インプラント周囲粘膜炎、インプラント周囲炎の分類

―	インプラント周囲粘膜炎	インプラント周囲炎
定義	支持骨の吸収、または継続的な周囲骨の吸収をともなわないインプラント周囲軟組織の炎症状態	インプラント周囲の結合組織の炎症と進行性の骨吸収を特徴とする病的状態
原因	動物実験、ヒト実験から"主要な原因はプラークである"という高いエビデンス	以下の3点に高いエビデンスあり ・慢性歯周炎の既往 ・不良なプラークコントロール ・インプラント治療後に定期検診を受診していない
臨床診断	炎症所見の存在 ・発赤 ・腫脹 ・プロービング後30秒以内のBOP	・炎症所見（発赤、腫脹、疼痛、BOP、排膿） ・上部構造装着時よりも進行したプロービングデプス ・補綴による過重負荷後1年以降の進行性骨吸収（レントゲン診査） ・比較するための以前のデータがない場合は、"BOPを伴い、3mm以上の周囲骨吸収（レントゲン診査）、6mm以上のプロービングデプスがある場合はインプラント周囲炎"と診断。

〈参考文献〉
1) Chapple ILC, Mealey BL, Van Dyke TE, Bartold PM, Dommisch H, Eickholz P, Geisinger ML, Genco RJ, Glogauer M, Goldstein M, Griffin TJ, Holmstrup P, Johnson GK, Kapila Y, Lang NP, Meyle J, Murakami S, Plemons J, Romito GA, Shapira L, Tatakis DN, Teughels W, Trombelli L, Walter C, Wimmer G, Xenoudi P, Yoshie H. Periodontal health and gingival diseases and conditions on an intact and a reduced periodontium: Consensus report of workgroup 1 of the 2017 World Workshop on the Classification of Periodontal and Peri-Implant Diseases and Conditions. J Periodontol 2018;89 Suppl 1:S74-S84.

2) Trombelli L, Farina R, Silva CO, Tatakis DN. Plaque-induced gingivitis: Case definition and diagnostic considerations.J Periodontol. 2018;89 Suppl 1:S46-S73.

3) Papapanou PN, Sanz M, Buduneli N, Dietrich T, Feres M, Fine DH, Flemmig TF, Garcia R, Giannobile WV, Graziani F, Greenwell H, Herrera D, Kao RT, Kebschull M, Kinane DF, Kirkwood KL, Kocher T, Kornman KS, Kumar PS, Loos BG, Machtei E, Meng H, Mombelli A, Needleman I, Offenbacher S, Seymour GJ, Teles R, Tonetti M. Periodontitis: Consensus report of workgroup 2 of the 2017 World Workshop on the Classification of Periodontal and Peri-Implant Diseases and Conditions. J Periodontol. 2018 Jun;89 Suppl 1:S173-S182. doi: 10.1002/JPER.17-0721.

4) Jepsen S, Caton JG, Albandar JM, Bissada NF, Bouchard P, Cortellini P, Demirel K, de Sanctis M, Ercoli C, Fan J, Geurs NC, Hughes FJ, Jin L, Kantarci A, Lalla E, Madianos PN, Matthews D, McGuire MK, Mills MP, Preshaw PM, Reynolds MA, Sculean A, Susin C, West NX, Yamazaki K. Periodontal manifestations of systemic diseases and developmental and acquired conditions: Consensus report of workgroup 3 of the 2017 World Workshop on the Classification of Periodontal and Peri-Implant Diseases and Conditions. J Periodontol. 2018 Jun;89 Suppl 1:S237-S248. doi: 10.1002/JPER.17-0733.

5) Tonetti MS, Greenwell H, Kornman KS. Staging and grading of periodontitis: Framework and proposal of a new classification and case definition. J Periodontol 2018 Jun;89 Suppl 1:S159-S172.

6) Berglundh T, Armitage G, Araujo MG, Avila-Ortiz G, Blanco J, Camargo PM, Chen S, Cochran D, Derks J, Figuero E, Hämmerle CHF, Heitz-Mayfield LJA, Huynh-Ba G, Iacono V, Koo KT, Lambert F, McCauley L, Quirynen M, Renvert S, Salvi GE, Schwarz F, Tarnow D, Tomasi C, Wang HL, Zitzmann N. Peri-implant diseases and conditions: Consensus report of workgroup 4 of the 2017 World Workshop on the Classification of Periodontal and Peri-Implant Diseases and Conditions. J Periodontol. 2018 Jun;89 Suppl 1:S313-S318. doi: 10.1002/JPER.17-0739.

7) Fine DH, Patil AG, Loos BG. Classification and diagnosis of aggressive periodontitis. J Periodontol 2018;89 Suppl 1:S103-S119.

8) Ercoli C, Caton JG. Dental prostheses and tooth-related factors. J Periodontol. 2018 Jun;89 Suppl 1:S223-S236.

9) Cortellini P, Bissada NF. Mucogingival conditions in the natural dentition: Narrative review, case definitions, and diagnostic considerations. J Periodontol 2018;89 Suppl 1:S204-S213.

付録：歯周病に関する分類

分類 1　Gingival Biotype の分類

出典　La Rocca AP, Alemany AS, Levi P Jr, Juan MV, Molina JN, Weisgold AS. Anterior maxillary and mandibular biotype: relationship between gingival thickness and width with respect to underlying bone thickness. Implant Dent 2012;21(6):507-515.

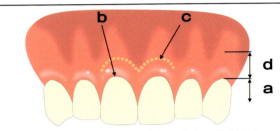

a 唇面と隣接面における歯肉縁の高さの差が大きい
b 歯肉の質が密度も低く弱々しい
c 歯槽骨が薄くスキャロップ形態
d 付着歯肉の量が少なく質も良好ではない

Thin-Scallop Type
・歯肉が薄く歯槽骨も薄いことが多いため、歯肉退縮のリスクを伴う。
・歯の形態がトライアングルで歯肉ラインはスキャロップ状。
・唇側と隣接面の歯肉縁の高さの差が大きく、ブラックトライアングルを生じやすい。

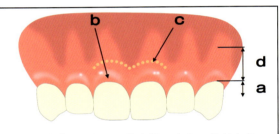

a 唇面と隣接面における歯肉縁の高さの差が小さい
b 歯肉の質が密度も高く線維性である
c 歯槽骨が厚い
d 付着歯肉の量が多く質も良好

Thick-Flat Type
・歯肉が厚く歯肉退縮のリスクは低いが、歯周炎などの侵襲に対して歯肉の増殖傾向を示すためポケットが深行しやすい。
・唇側と隣接面の歯肉縁の高さの差が小さく、下部鼓形空隙は歯肉で満たされている。
・歯槽骨も厚い場合が多く、CEJ から歯槽骨頂までの距離が近い。

2017 年の新しい歯周病の分類では、歯肉の厚みと歯頸部スキャロップ形態に着目し、Thick scalloped biotype を加え、より臨床的に以下の 3 種に分類している[1]。

1, Thin scalloped biotype
細長い三角形型の歯冠・歯頸部のわずかな豊隆・歯間部コンタクトポイントは切端寄り・狭い角化歯肉幅・薄く繊細な歯肉・比較的薄い歯槽骨
2, Thick flat biotype
四角形型の歯冠・歯頸部の著しい豊隆・根尖側に広範囲な歯間部コンタクトポイント・広い角化歯肉幅・線維性の歯肉・比較的厚い歯槽骨
3, Thick scalloped biotype
厚く線維性の歯肉・細長い歯・狭い角化歯肉幅・明瞭なスキャロップ状の歯頸部

〈参考文献〉
1) Cortellini P, Bissada NF. Mucogingival conditions in the natural dentition: Narrative review, case definitions, and diagnostic considerations. J Periodontol 2018 ; 89 Suppl 1 : S204-S213.

付録：歯周病に関する分類

分類2 Maynardの分類

出典　Maynard JG Jr, Wilson RD. Diagnosis and management of mucogingival problems in children. Dent Clin North Am. 1980 Oct;24(4):683-703.
　　　小野善弘, 宮本泰和, 浦野 智, 松井徳雄, 佐々木 猛, コンセプトをもった予知性の高い歯周外科処置 改訂第2版. 東京: クインテッセンス出版, 2013; 241.
　　　和泉雄一, 伊藤公一, 佐藤秀一, 岩野義弘, 武田朋子, 松浦孝典, 水谷幸嗣. ペリオのための重要16キーワード　ベスト320論文　臨床編　世界のインパクトファクターを決めるトムソン・ロイター社が選出. 東京: クインテッセンス出版, 2015; 198.

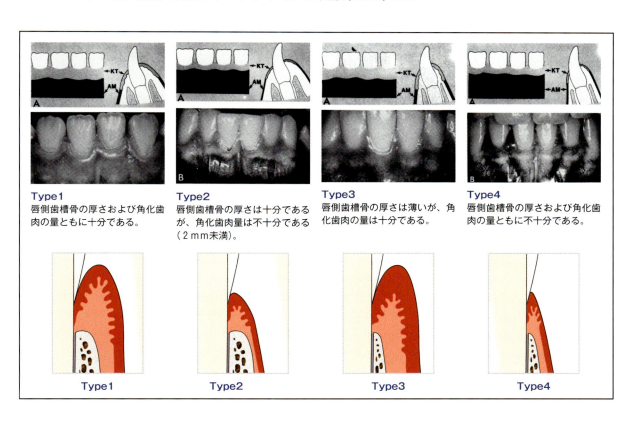

Type1：歯槽骨が厚く、付着歯肉も十分ある。　→　歯肉退縮は起こらない。
Type2：歯槽骨は厚いが、付着歯肉は少ない。　→　歯肉退縮は起こりにくい。
Type3：歯槽骨は薄いが、付着歯肉は十分ある。→　歯肉退縮は起こりにくい。
Type4：歯槽骨が薄く、付着歯肉も少ない。　　→　歯肉退縮は起こりやすい。

解説：歯周組織（歯肉と歯槽骨の厚み）の状態から歯肉退縮のリスクを示す分類。Type1 → Type4の順に歯肉退縮のリスクが上昇する。臨床においては補綴予定歯でType4の退縮しやすい環境を結合組織移植などを応用してType3に変更することで安定した歯周環境を構築する。

分類3 Millerの分類

出典 Miller PD Jr. A classification of marginal tissue recession. Int J Periodontics Restorative Dent. 1985; 5 (2): 8-13.
和泉雄一, 伊藤公一, 佐藤秀一, 岩野義弘, 武田朋子, 松浦孝典, 水谷幸嗣. ペリオのための重要16キーワード ベスト320論文 臨床編 世界のインパクトファクターを決めるトムソン・ロイター社が選出. 東京: クインテッセンス出版, 2015; 200.

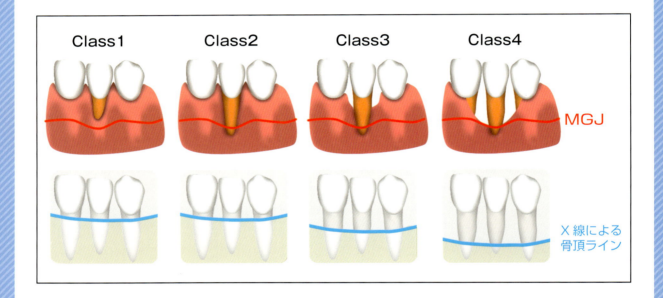

Class1：歯肉退縮がMGJに達しない。隣接部の骨や軟組織の喪失がない。
Class2：歯肉退縮がMGJに達するか越える。隣接部の骨や軟組織の喪失がない。
Class3：歯肉退縮がMGJに達するか越える。隣接部の骨や軟組織の喪失や歯の位置異常がある。
Class4：歯肉退縮がMGJに達するか越える。隣接部の骨や軟組織の著しい喪失歯の位置異常がある。

解説：歯肉退縮と周囲組織の状態から根面被覆の可能性を評価するための分類。歯肉退縮と歯肉歯槽粘膜境（MGJ）の関係と歯間部組織の有無をもとにClass 1〜4に分類している。Class1では完全な根面被覆が期待できる。Class2、3では部分的な根面被覆が期待できる。Class4では根面被覆はほとんど期待できない。

分類4 Cairoの分類

出典　Cairo F, Nieri M, Cincinelli S, Mervelt J, Pagliaro U. The interproximal clinical attachment level to classify gingival recessions and predict root coverage outcomes: an explorative and reliability study. J Clin Periodontol. 2011;38(7):661-666.
尾野 誠, 根面被覆術　知識の整理とupdate　第1回　根面被覆の必要性と治療結果の予測. the Quintessence 2018; 37(7): 119-132.

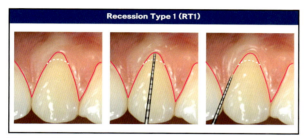

RT1: 隣接面の付着の喪失をともなわない歯肉退縮。歯の近遠心両側面でCEJを視認できない。

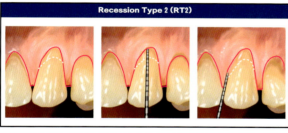

RT2: 隣接面の付着の喪失をともなう歯肉退縮。隣接面のアタッチメントロスは頬側のアタッチメントロスと等しいか小さい。

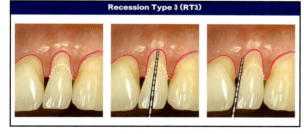

RT3: 隣接面の付着の喪失をともなう歯肉退縮。隣接面のアタッチメントロスは頬側のアタッチメントロスより大きい。

　RT1（Millerのclass1、2）は100%の根面被覆を予測でき、RT2（Millerのclass3と部分的に一致）は隣接面のアタッチメントの喪失が大きすぎると100%の根面被覆を行うことは困難になる。RT3（Millerのclass4と部分的に一致）は、100%の根面被覆は不可能である。

解説：これまで根面被覆の予後判定に広く使われていたMillerの分類であるが、歯間乳頭の高さによる分類は隣在歯がない場合には適応できなかったり、乳頭が一部喪失していても隣接部分の付着の状況によっては結合組織移動術と歯肉弁歯冠側移動術の併用によって十分な根面被覆が可能な症例も存在する。そこで2011年にCairoらは隣接面のアタッチメントレベルに着目し、歯肉退縮に関する新たな分類を報告した。頬側歯肉退縮部と隣接面のアタッチメントレベルの診査を行うことでより厳密な予後判定を可能にしている。

付録：歯周病に関する分類

分類5　Seibert の分類

出典　Seibert JS. Reconstruction of the partially edentulous ridge: Gateway to improved prosthetics and superior aesthetics. Pract Periodontics Aesthet Dent 1993; 5 (5):47-55.
小野善弘 , 宮本泰和 , 浦野 智 , 松井徳雄 , 佐々木 猛 , コンセプトをもった予知性の高い歯周外科処置 改訂第 2 版 . 東京：クインテッセンス出版 , 2013; 280.

Class1	Class2	Class3
垂直的高さ・・・正常	垂直的高さ・・・減少	垂直的高さ・・・減少
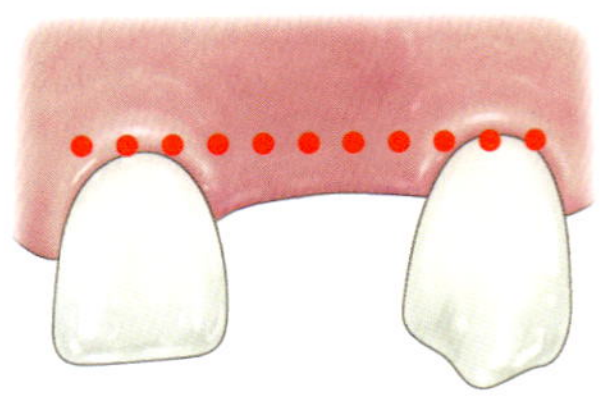	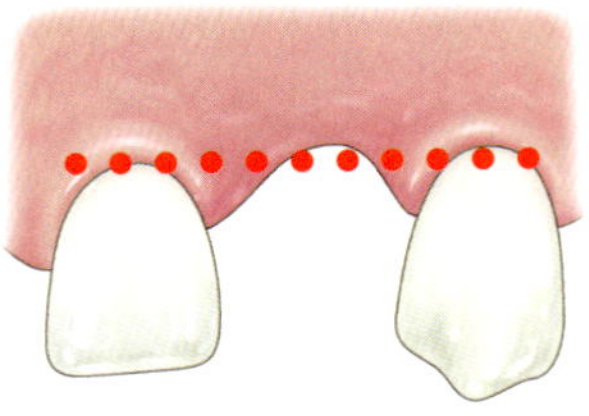	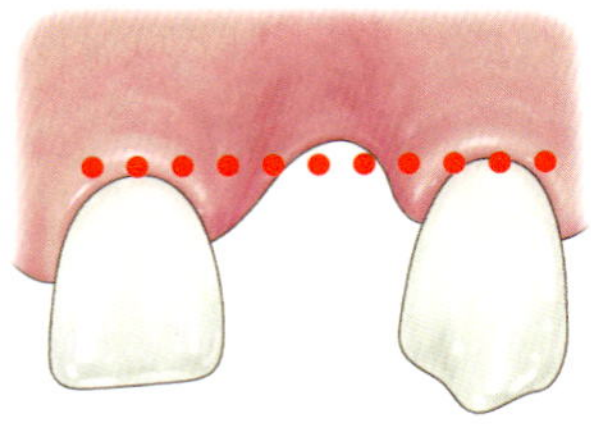
頬舌的幅・・・減少	頬舌的幅・・・正常	頬舌的幅・・・減少
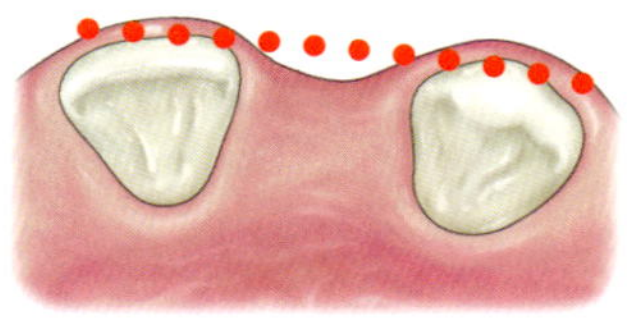	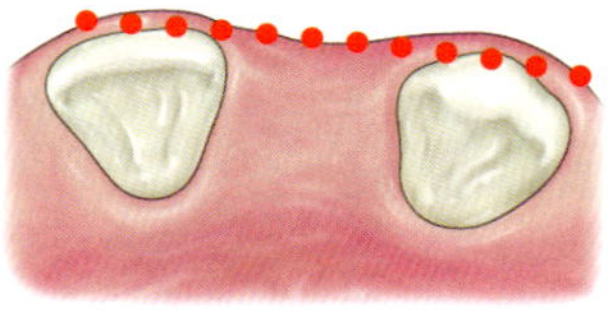	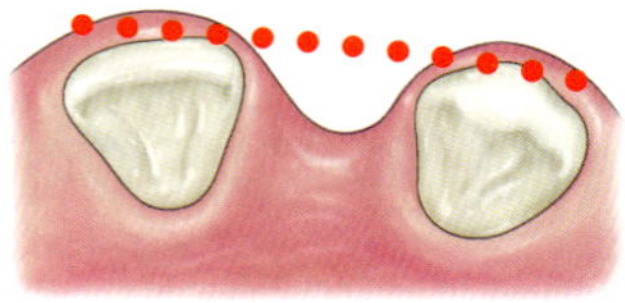

Class 1：垂直的な高さは維持しているが、頬舌的な歯槽堤が喪失している。
Class 2：頬舌的な歯槽堤幅は維持しているが、垂直的な高さが喪失している。
Class 3：頬舌的な歯槽堤幅、垂直的な高さともに喪失している。

　　欠損顎堤吸収度合いを水平的、垂直的に分類したものである。しかしこの分類はあくまでも欠損顎堤の形態を示すものであり、欠損顎堤の骨の状態を示すものではない。したがって顎堤形態を増大するにあたっては軟組織、硬組織のいずれか、または双方を用いて行うのが適切か否かはさらに診断の必要がある。一般に、Class1→Class3の順に欠損部顎堤増大の難易度が上昇する。

150

付録：歯周病に関する分類

分類 **6** 各種骨移植材料およびメンブレンの種類と特徴の分類

　組織再生治療の進歩にともない、国内で初めてインプラント周囲への応用が認可されたジーシー社の骨補填材料サイトランス グラニュールなど、再生治療のための多くの材料が開発、市販されてきている。臨床家はこれらの材料の特性や、認可の有無などにも配慮しながら、治療目的に見合ったものを選択する必要がある。ここでは現在国内で入手可能で使用頻度の高い骨補填材料とメンブレンについて紹介する。

各種骨移植材料

分類	種類	商品名
他家骨	DFDBA(demineralized freeze-dried bone allograft)	DynaBlast、DynaGraft、OraGraft、Oralife
	FDBA(freeze-dried bone allograft)	Dynablast、OraGraft、Oralife
異種骨	ウシ由来	Bio-Oss、NuOss、Endobon
	ウシ由来コラーゲン配合	Bio-Oss Collagen、ボーンジェクト
人工骨	β-TCP	オスフェリオン、セラソルブ、BioResorb、Arrow-Bone β-Dental
	ハイドロキシアパタイト	オステオグラフト S-D、アパセラム、ネオボーン、ボーンタイト、Calcitite、OsteoGen、アパセラム -AX
	炭酸アパタイト	サイトランス グラニュール

メンブレン

種類	吸収	商品名	吸収時間	材料
吸収性	速め	Bio-Gide	16〜24週	ブタ由来Ⅰ型吸収性コラーゲン
	遅め	OsseoGuard	26〜38週	ウシ由来吸収性コラーゲン
		Cytoplast RTM Collagen	26〜38週	ウシアキレス腱抽出吸収性Ⅰ型コラーゲン
		Ossix Plus	24〜32週	ブタ由来Ⅰ型コラーゲン
非吸収性	PTFE	Cytoplast GBR	非吸収	d-PTFE
		Cytoplast TXT	非吸収	d-PTFE
	PTFE + チタン強化	Cytoplast Ti	非吸収	d-PTFE + チタンフレーム

索引

あ

rhBMP-2	→組換えヒト骨形成タンパク質
rhPDGF-BB	→組換えヒト血小板由来増殖因子
apically positioned flap	36, 46, 48, 108
アブフラクション	21
EMD	→エナメルマトリックスデリバティブ
異種骨	103
一次手術	108
一次性咬合性外傷	20
医療面接	17, 19, 75
インサイザルエッジポジション	131
インプラント	106, 120
インプラント周囲炎	102, 120
インプラント周囲疾患	120
インプラント周囲粘膜炎	120
インプラント周囲の角化粘膜	107
インプラント表面の汚染除去	122
implantoplasty	122
インプラントポジション	98
インレーグラフト	66, 68
air-powder abrasion	122
extended flap	84
エクストルージョン	→矯正的挺出
SCL	→ surgical crown lengthening
SCTG	→上皮下結合組織移植
SPT	→ supportive periodontal therapy
SPPF	→ simplified papilla preservation flap
エナメルマトリックスデリバティブ（EMD）	
	87, 89, 103
epi-to-epi	92
FGG	114
MLT	→ modified Langer technique
MCAT	
→ modified coronally advanced tunnel technique	

MGJ	→歯肉歯槽粘膜境
エムドゲイン	140
MPPT	
→ modified papilla preservation technique	
M-MIST	138
L字切開による採取法	57
LPF	→側方弁移動術
塩基性線維芽細胞増殖因子（bFGF）	87, 103
end-to-end	90
envelope with CAF	65
envelope technique	62, 63
open flap	36
オープンフラップ	122
osteoplasty	76
ostectomy	76
オッセオインテグレーション	122

か

外骨症	21
外傷性咬合	19, 20
開放創	48
Cairoの分類	149
科学性	31
下顎隆起	21
角化歯肉	14, 52, 60, 124
角化層	57
仮骨延長術	103
custom temporary healing abutment（CTHA）	
	114, 116, 117, 119
カストロビージョ	45
合併症	120
過度の咬耗	21
顆粒層	57
環境因子	16, 17

機械研磨のインプラント	107
機械的合併症	120
喫煙	17, 72
基底細胞層	59
基底層	57
矯正治療	64
矯正的挺出	126
頰粘膜の白線	21
禁煙指導	60
くさび状骨欠損	19, 21
組換えヒト血小板由来増殖因子（rhPDGF-BB）	103
組換えヒト骨形成タンパク質（rhBMP-2）	103
クレーター状の骨欠損	41
クレフト	21
クレンチング	21, 22
クロスリンクコラーゲンメンブレン	103
外科的歯冠長延長術（SCL）	124
減張切開	38
口蓋隆起	21
口腔前庭	60
咬合因子	16, 19
咬合再構成	22
咬合性外傷	17, 19, 20, 22, 60, 64, 74, 94
咬合の不調和	19, 20
後出血	59
コーンビーム CT	138
骨移植	114
骨移植材料	86, 89, 103, 151
骨吸収	121
骨外科処置	40, 76, 125
骨整形	40
骨整形術	76
骨切除	40
骨切除術	76
骨粗鬆症	18
骨の形態異常	76, 79
骨膜縫合	46
骨誘導再生法（GBR）	103
コラーゲンメンブレン	103
コル	41
Cortellini と Tonetti	90, 138
coronally advanced flap	63
根分岐部	125
根面被覆	136
根面被覆術	56, 60

さ

surgical crown lengthening	124
細菌因子	16, 19
再生の3原則	90
再生療法	76, 78, 90
サイトディベロップメント	102, 103
サブジンジバルカントゥア	119
supportive periodontal therapy（SPT）	24
三次切開	39
CAF	→ coronally advanced flap
CTHA	→ custom temporary healing abutment
CTG	59
Seibert の分類	66, 150
GBR	→骨誘導再生法
自家骨	103
歯冠歯根比	125
歯冠側移動術	65
歯間乳頭	60
歯冠の破折	21
歯根膜空隙の拡大	21
歯周・歯内病変	75
歯周安定期治療	→ supportive periodontal therapy
歯周基本治療	24, 32
歯周形成外科	136
歯周組織再生療法	42, 72
持針器	45
歯槽堤増大術	56
歯肉縁下カリエス	124
歯肉溝切開	38
歯肉歯槽粘膜境（MGJ）	37, 60, 61
歯肉切除	126
歯肉退縮	21, 60, 62, 64
歯肉弁根尖側移動術（APF）	76, 124, 126, 128
宿主因子	16, 18
受容床	54
上顎結節	57
小帯の位置異常	64
上皮下結合組織	56, 137

上皮下結合組織移植（SCTG）	56, 66, 114, 118	多血小板血漿（PRGF）	103
上皮組織	57	脱タンパクウシ無機質（DBBM）	114
歯列不正	60	棚状の骨	41
single incision テクニック	57, 58	double pedicle graft	63
人工骨	103	単純結紮縫合	46
心疾患	18	知覚過敏	64
腎疾患	18	チタン強化型 d-PTFE メンブレン	103
Gingival Biotype の分類	146	チタンスケーラー	122
侵襲性歯周炎	18	チタンメッシュ	103
審美障害	64	DPG	→ double pedicle graft
simplified papilla preservation flap（SPPF）		d-PTFE メンブレン	103
	82	DBBM	→脱タンパクウシ無機質
垂直性骨欠損	72, 76, 82, 94	decontamination	→インプラント表面の汚染除去
垂直性骨造成	103	dentogingival complex	133
垂直マットレス縫合	47	deproteinized bovine bone mineral	
垂直マットレス縫合変法	90		→脱タンパクウシ無機質
水平性骨欠損	72	天然コラーゲンメンブレン	103
水平マットレス縫合	47	天然歯	106
スキャロップ形状	40	糖尿病	18
ストレス	17	トラップドアテクニック	57
スプリットクレスト	103	tunneling technique	62, 63
成人矯正	64		
生物学的合併症	120		

な

生物学的幅径	106	ナイトガード	60
生理的な骨形態	40	ナイトガードの装着	74
切開	36	二次手術	108
切除療法	76, 78	二次性咬合性外傷	20
舌の圧痕	21	二次切開	38
セメント質の肥厚	21	乳酸 / グリコール酸膜	103
前歯部歯頚ライン	128	乳頭再建	132, 134
全層弁	36	乳頭再建術	56, 114
戦略的抜歯	125	認知行動療法	74
創哆開	90	Negative Architecture	76
側方弁移動術（LAF）	65	粘膜下組織	56
socket seal	68, 70	粘膜固有層	56
ソケットプリザベーション	56, 114	粘膜上皮層	56
組織付着療法	36	脳血管疾患	18
粗面のインプラント	107		

た

は

大口蓋神経血管叢	57	バイオタイプ	128, 136
多因子性疾患	16	バイオフィルム	122
他家骨	103	biologic width	36, 124

索引

排膿	121
パウチ法	66
剥離	36
抜歯	125
抜歯窩	110
抜歯窩形態の分類	112
抜歯窩の分類	111
抜歯即時インプラント	116
抜歯即時インプラント埋入	116
Papapanou と Wennström	40
papilla height	132
papilla preservation flap	133
パラファンクション	19, 22
バリアメンブレン	87
PRGF	→多血小板血漿
bFGF	→塩基性線維芽細胞増殖因子
BOP	→プロービング時の出血
PCR 法	13
PTM	→病的に移動した歯
PDCA サイクル	30
非外科的歯周治療	33, 34, 122
病的に移動した歯（PTM）	94
表面性状	122
ピンセット	45
フェルール効果	124
不正咬合	19, 20
付着歯肉	14, 52
付着様式	106
部分層弁	36, 53
プラークリテンションファクター	18, 74
ブラキシズム	21, 22
ブラッシング指導	60
フラップレス抜歯即時埋入	116, 118
フラップレス埋入	116
free gingival graft	→遊離歯肉移植術
bleeding on probing	→プロービング時の出血
フレミタス	21
プロービング時の出血（BOP）	14, 121
プロービングデプス	121
ブロック骨移植	103
プロビジョナルレストレーション	119
閉鎖創	48
peri-implantitis	→インプラント周囲炎
peri-implant disease	→インプラント周囲疾患

peri-implant mucositis	→インプラント周囲粘膜炎
辺縁歯肉	14
縫合	44, 59
縫合糸	44
縫合針	44
Positive Architecture	76

ま

マイクロスコープ	138
埋入深度	100
埋入方向	100, 101
MIST	138
Miller の分類	136, 148
Maynard の分類	136, 147
メインテナンス	32
メタボリックシンドローム	18
メンブレン	103, 151
modified Widman flap	36, 46, 48
modified coronally advanced tunnel technique（MCAT）	136
modified papilla preservation technique（MPPT）	82
modified Langer technique（MLT）	63

や

有棘層	57
遊離歯肉移植	52
遊離歯肉移植術（free gingival graft）	48, 49, 52, 53, 108, 124, 126

ら

リウマチ	18
臨床的歯冠長	124
臨床的歯根長	124
レーザー療法	122

監著者略歴

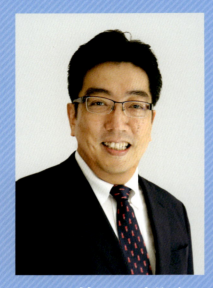

瀧野 裕行 Hiroyuki Takino

略歴
- 1991年 朝日大学歯学部 卒業
- 1995年 タキノ歯科医院開設
- 2006年 医療法人裕和会 タキノ歯科医院開設
- 2017年 JIADS (Japan Institute for Advance Dental Studies) 理事長就任

所属 朝日大学歯学部 歯周病学講座 客員教授、東京歯科大学 歯周病学講座 客員講師、大阪大学 歯学研究科 招聘教員、特定非営利活動法人 日本臨床歯周病学会会員／認定医、特定非営利活動法人 日本歯周病学会会員、公益社団法人 日本口腔インプラント学会会員、一般社団法人 日本歯科審美学会会員、JIADS 理事長、JIADS ペリオコース・インプラントアドバンスコース講師、AAP(American Academy of Periodontology) 会員、ISPPS (International Society of Periodontal Plastic Surgeons)会員、OJ (Osseointegration Study Club of Japan)副会長、NGSC(New Generation Study Club) 副会長、JSCO (JIADS Study Club Osaka) 元会長

岩田 光弘 Mitsuhiro Iwata

略歴
- 1990年 岡山大学歯学部卒業
- 1990年 岡山大学歯学部口腔外科学第二講座入局
- 1995年 綾上歯科診療所院長
- 2000年 歯学博士（岡山大学）
- 2000年 医療法人社団綾上歯科診療所理事長
- 2006年 さくらデンタルクリニック開設
- 2014年 医療法人社団さくらデンタルクリニック理事長

所属 元東京歯科大学歯周病学講座客員講師、特定非営利活動法人 日本歯周病学会歯周病専門医・指導医、特定非営利活動法人 日本臨床歯周病学会認定医・指導医、歯周インプラント認定医・指導医、公益社団法人 日本口腔インプラント学会専門医、一般社団法人 日本歯科審美学会会員、JIADS ペリオコース講師、岡山大学病院口腔インプラント講習会 Mentor、AAP (American Academy of Periodontology) 会員、ISPPS (International Society of Periodontal Plastic Surgeons) 会員、OJ (Osseointegration Study Club of Japan) 正会員、K-project 会員、TDSC (Thoughtful Dental Study Club) 会長、JSCO (JIADS Study Club Osaka) 会員

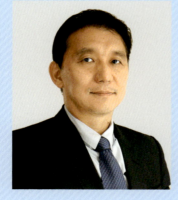

小野 晴彦 Haruhiko Ono

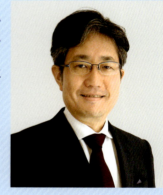

略歴
- 1994年 広島大学歯学部卒業
- 同 年 広島大学付属病院勤務（第一口腔外科所属）
- 1997年 横山歯科医院 勤務
- 2000年 おの歯科医院勤務
- 2004年 おの歯科医院 院長

所属 特定非営利活動法人 日本臨床歯周病学会認定医、特定非営利活動法人 日本歯周病学会会員、AAP(American Academy of Periodontology) 会員、OJ (Osseointegration Study Club of Japan) 正会員、JIADS ペリオコース・インプラントコース講師、九州JIADS 代表、JSCO（JIADS Study Club Osaka) 会員、ADSCO（Advanced Dentistry Study Club Oita) 代表

執筆者略歴

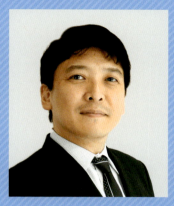

平山 富興 Tomitaka Hirayama

略歴　1999年　　　　大阪歯科大学歯学部卒業
　　　1999年4月　　医療法人　西村歯科金剛診療所勤務
　　　2014年5月　　須沢歯科・矯正歯科　承継・開業
　　　2016年9月　　医療法人優愛会　須沢歯科・矯正歯科
　　　　　　　　　　理事長
所属　特定非営利活動法人　日本歯周病学会歯周病専門医、特定非営利活動法人　日本臨床歯周病学会認定医、公益社団法人　日本口腔インプラント学会会員、一般社団法人　日本歯科審美学会会員、OJ (Osseointegration Study Club of Japan) 正会員、AAP(American Academy of Periodontology) 会員、JSCO(JIADS Study Club Osaka) 会員、JIADS ペリオコース講師

略歴　1998年　大阪歯科大学歯学部卒業
　　　1999年　医療法人おくだ歯科医院　勤務
　　　2012年　大川歯科医院　開設
所属　特定非営利活動法人　日本歯周病学会歯周病専門医、特定非営利活動法人　日本臨床歯周病学会認定医、特定非営利活動法人　日本顎咬合学会認定医、公益社団法人　日本口腔インプラント学会会員、AAP(American Academy of Periodontology)会員、OJ(Osseointegration Study Club of Japan) 会員、JSCO(JIADS Study Club Osaka) 会員、JIADS ペリオコース・インプラントアドバンスコース 講師

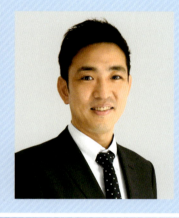

大川 敏生 Toshio Ohkawa

略歴　1999年　大阪歯科大学歯学部卒業
　　　1999年　いのうえデンタルクリニック勤務
　　　2002年　川嶋歯科勤務
　　　2005年　医療法人 西村歯科勤務
　　　2015年　かねこ歯科診療所開設
所属　特定非営利活動法人　日本歯周病学会会員、特定非営利活動法人　日本臨床歯周病学会認定医、公益社団法人　日本口腔インプラント学会会員、AAP(American Academy of Periodontology) 会員、OJ (Osseointegration Study Club of Japan) 会員、JSCO（JIADS Study Club Osaka) 会員、JIADS ペリオコース講師

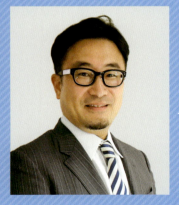

金子 潤平 Junpei Kaneko

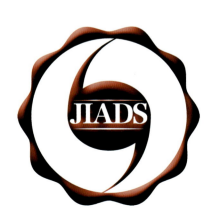

あとがき

　歯周病治療において、そのコンセプトと治療内容、そして目指すべき治療のゴールは確立されつつある。しかし、世には歯周病にまつわる流言飛語がいまだ飛び交い、ともすれば歯科医師までもがそれを信じている。歯周病治療をもっと身近に、もっと確実な治療に感じて欲しい、そんな思いから本書作成に至った。

　しかしながら、編纂は予想以上に腐心することとなる。著者それぞれが自身の講演やセミナーなどと並行しての編集作業となるため、スケジュール調整が困難であった。特に監著の瀧野裕行先生が海外講演から夜のパトロールまで多忙極まりない！　ゆえに原稿にすべき項目の抽出に半年もの時間を費やした。原稿の執筆段階でも、読者が手軽に、かつ深く理解してもらえるよう内容の精査を重ねた。手軽な内容だからこそ、より吟味が必要になることを痛感した。

　最終段階に入った残り1ヵ月は、ホテルが我が家と思えるほど頻繁に参集し、寝食を共にした。膝と膝を突き合わせながら、何度も言論を交わし、原稿内容を推敲していった。朝方には何人かが気絶する日々が続き、さながら学生時代の部活の合宿のようだった。そんな危機的状況を打開することができたのは、瀧野先生とこだわりペリオ5の6人のチームワークである。

　岩田光弘先生の冷静かつ的確な指摘には何度も救われた。小野晴彦先生の穏やかな語り口に、場が温かく和んだ。平山富興先生の追い込みは目を見張るものがあった。金子潤平先生の終始にわたる気遣い、配慮が本書の完成には欠かせなかった。

　JIADSでは小野善弘先生、中村公雄先生らが中心となりさまざまな成書を上梓し、多くの臨床医に歯周病治療の極意を伝えてきた。その後も、改訂を重ね、多くの臨床医の支持を得ている。

　本書は、成書のように系統立った構成でなく診療室の傍らで臨床医が気になった点、確認したい点などを手軽に確認できるよう一単元ごとの読み切りとし、また必要事項が見開きで目に入るように内容を吟味した。つまり、チェアサイドの「サブノート」である。

　また、成書を読み解く際、その中のキーワードや勘所を著者それぞれが咬み砕き説明している。つまり、成書の「サブノート」でもある。

　本書を手にとってくださった先生方には、診療の傍らでこのサブノートに目を通していただき、歯周病治療をもっと身近に、もっと確実な治療に感じていただければ幸いである。

　最後に、締め切りを間近に修正、差替えを繰り返す私たちに夜遅くまで対応いただいたクインテッセンス出版の山形篤史氏、木村一輝氏に心から感謝を伝えたい。また、日頃から著者らを支えてくれているクリニックのスタッフにも感謝したい。

平成30年9月
大川敏生

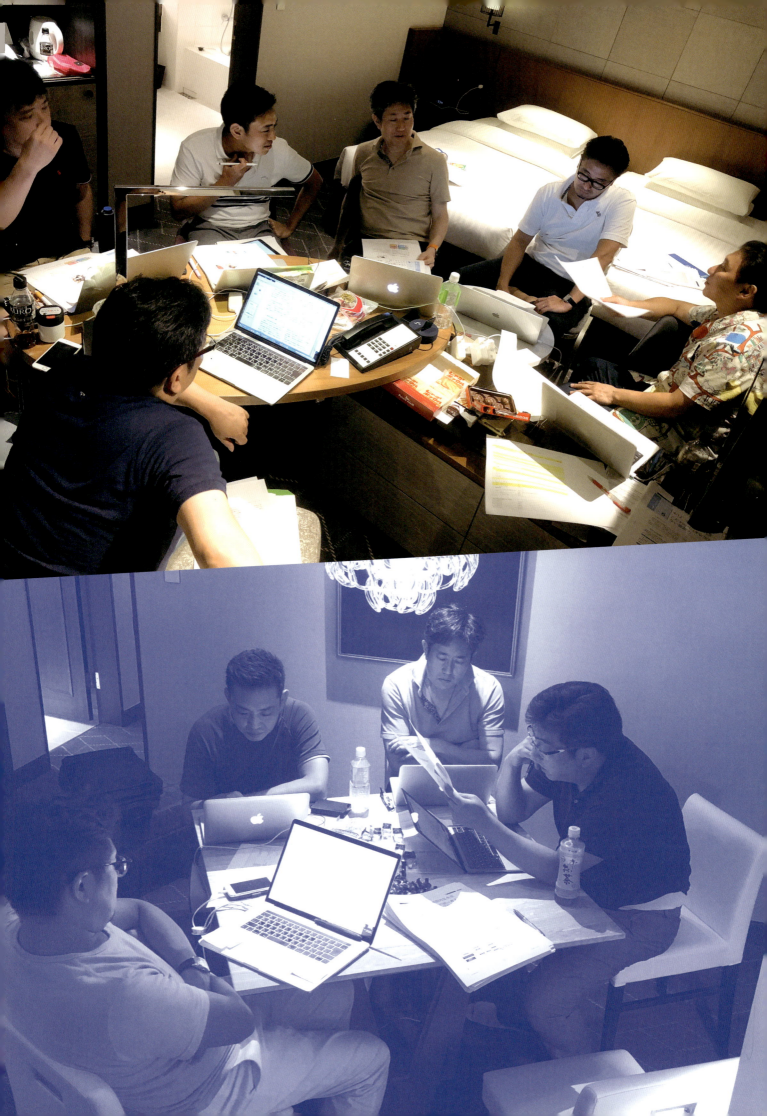

クインテッセンス出版の書籍・雑誌は、歯学書専用
通販サイト『歯学書.COM』にてご購入いただけます。

PCからのアクセスは…
歯学書　検索

携帯電話からのアクセスは…
QRコードからモバイルサイトへ

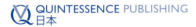
QUINTESSENCE PUBLISHING 日本

驚くほど臨床が変わる！
こだわりペリオサブノート

2018年11月10日　第1版第1刷発行
2018年12月25日　第1版第2刷発行

監　著　瀧野裕行（たきの ひろゆき）

著　者　岩田光弘（いわた みつひろ）/ 小野晴彦（おの はるひこ）/ 大川敏生（おおかわ としお）/ 金子潤平（かね こじゅんぺい）/ 平山富興（ひらやま とみたか）

発行人　北峯康充

発行所　クインテッセンス出版株式会社
　　　　東京都文京区本郷3丁目2番6号　〒113-0033
　　　　クイントハウスビル　電話(03)5842-2270(代表)
　　　　　　　　　　　　　　　　(03)5842-2272(営業部)
　　　　　　　　　　　　　　　　(03)5842-2276(編集部)
　　　　web page address　http://www.quint-j.co.jp/

印刷・製本　サン美術印刷株式会社

Ⓒ2018　クインテッセンス出版株式会社　　　禁無断転載・複写
Printed in Japan　　　　　　　　　　　　　落丁本・乱丁本はお取り替えします
ISBN978-4-7812-0657-8　C3047　　　　　　定価はカバーに表示してあります